Angela Paula Löser

Pflegekonzepte in der stationären Altenpflege

Angela Paula Löser

Pflegekonzepte in der stationären Altenpflege

Leicht und sicher selbst erstellen

3., aktualisierte Auflage

schlütersche

Bibliografische Information der Deutschen Nationalbibliothek
Die Deutsche Nationalbibliothek verzeichnet diese Publikation in der Deutschen Nationalbibliografie; detaillierte bibliografische Daten sind im Internet über http://dnb.ddb.de abrufbar.

ISBN 978-3-89993-188-4

Anschrift der Autorin:
Angela Paula Löser
Altenbrucher Damm 83
47269 Duisburg

Angela Löser ist Diplom-Pädagogin, Lehrerin für Pflegeberufe, Pflegedienstleitung und Fachkrankenschwester für Onkologie, Interne Auditorin.

Gestaltung: Schlütersche Verlagsgesellschaft mbH & Co. KG
Satz: PER Medien+Marketing GmbH, Braunschweig
Druck und Bindung: Druck Thiebes GmbH, Hagen

Dieses Buch ist Friederike gewidmet,
unserer wunderbaren Tochter und Freundin
sowie meinem Vater Matthias,
dessen Denken und Handeln mich im Leben
immer wieder leiten.

Inhalt

Vorwort

»Pflege- und Betreuungskonzept« – ein Begriff, den vermutlich jede in der Pflege Tätige hinreichend oft gehört hat und kennt. Nicht nur in vielen Büchern und Zeitschriftartikeln zum Thema »Qualitätsmanagement in der Pflege« lassen sich Hinweise auf dessen Notwendigkeit finden. Auch die gesetzlichen Bestimmungen, wie z. B. die MDK-Richtlinie zur Prüfung der Qualität oder die für die Zukunft geplante Prüfrichtlinie zur Erteilung des Leistungsqualitätsnachweises, zeigen, dass das Vorhandensein eines solchen Konzepts im Rahmen einer allgemeinen Qualitätskontrolle überprüft wird.

Wenngleich in diesen Prüfrichtlinien einige Hinweise zu den Minimalanforderungen eines geeigneten Konzepts aufgeführt sind, habe ich in meiner täglichen Praxis als Dozentin und Beraterin erkennen müssen, dass die Mehrzahl der Einrichtungen enorme Probleme mit der Erarbeitung eines Konzepts hat. Wie soll es aufgebaut sein? Welche Inhalte sind unbedingt, welche möglicherweise erforderlich? Was soll später mit dem Konzept geschehen? Wie wird es in den Alltag integriert? Nicht selten kapitulieren die Mitarbeiter der Einrichtung vor den vielen Unsicherheiten und Schwierigkeiten bei der Konzeptentwicklung.

Auf derartige Fragen und Probleme will dieses Buch eine Antwort geben. Es richtet sich an Pflegende in Einrichtungen der Altenpflege und die vorliegenden Inhalte sollen hierbei nur als Hilfestellung gesehen werden, denn so individuell wie die Einrichtungen selbst, so individuell sind auch die Pflege- und Betreuungskonzepte. Aus diesem Grund werden in den Kapiteln – bis auf den Teil des Pflegeprozesses – keine exemplarischen Darstellungen vorgenommen, sondern mögliche Fragestellungen zur Erarbeitung eines eigenen, einrichtungsspezifischen Pflege- und Betreuungskonzepts aufgezeigt.

Ich bin mir darüber im Klaren, dass ich nur eine Auswahl aus allen möglichen und denkbaren Konzeptpunkten getroffen habe; daher sehe ich die Ausführungen in erster Linie als exemplarische Darstellung an, die es im individuellen Fall weiterzuentwickeln gilt. Um mögliche Inhalte im Konzept auffüllen zu können, empfiehlt es sich, zu den jeweiligen Themen weitere Fachbücher zur Hilfe zu nehmen.

Ich hoffe, mit dem vorliegenden Buch eine kleine Aufhellung in den Dschungel der Fragen und Unsicherheiten bringen zu können und bin dankbar für jede kritische oder erweiternde Anregung.

Duisburg, im Mai 2008 Angela Paula Löser

Vorwort zur 3., aktualisierten Auflage

Seit dem Erscheinen der 1. Auflage dieses Buches habe ich in Seminaren viele positive Rückmeldungen bekommen. Insbesondere die offene Fragestellung hat vielen Kollegen und Kolleginnen gefallen und weitergeholfen.

Im Rückblick auf die 1. und 2. Auflage fällt mir jedoch auf, dass es verschiedene Bereiche gibt, die seitdem eine neue Gewichtung bekommen haben. Obwohl nicht alle Themen, Interpretationsveränderungen und Strömungen in einem solchen Buch bearbeitet werden können, werden sich in dieser Auflage Änderungen in folgendem Bereich zeigen:

- Verknüpfung mit den angepassten Grundlagen der MDK-Qualitätsprüfungen in der stationären Einbindung der Konzeptanteile der sozialen Betreuung und der Hauswirtschaft

Die Informationen wie auch die Quellenangaben zu den entsprechenden Textstellen der Grundlagen der MDK-Qualitätsprüfung sind weitgehend an denen für die stationäre Pflege ausgerichtet. Sie können jedoch ohne weiteres auf den ambulanten Bereich übertragen werden.

Auch ist sprachlich jeweils der Begriff »Bewohner« oder »Betroffener« gewählt worden. Hier wäre es unübersichtlich geworden, wenn fortwährend der »Gast« im Bereich der Tagespflege, der »Patient« in der Kurzzeitpflege mit aufgeführt worden wäre. Ich überlasse es dem jeweiligen Leser, diesen Begriffstransfer jeweils selbst vorzunehmen.

Ebenfalls wird in dieser Ausgabe die Berücksichtigung des ABEDL®-Modells von Prof. Monika Krohwinkel aufgenommen. Da verschiedene Einrichtungen unabhängig von der Modifikation weiter bei der Strukturierungshilfe des AEDL-Systems bleiben und dieses Vorgehen auch nach Aussage des MDS möglich ist, werden gelegentlich beide Systemformen thematisiert.

Ich wünsche allen, die sich dieser erneuten Auflage zuwenden, die ein Konzept schreiben oder erarbeiten werden, viel Erfolg und Freude in Ihrer Arbeit.

Duisburg, im Mai 2008 — Angela Paula Löser

Einleitung

Im Zuge der Qualitätssicherung und des ständig steigenden Konkurrenzkampfs der Einrichtungen untereinander, erlangen Konzepte für Pflegeeinrichtungen immer mehr Bedeutung. Vor 100 Jahren war das anders, da wurde den Pflegenden das Vertrauen entgegengebracht, dass ihre Arbeit einfach gut sei. Dies ist heute nicht immer so.

Pflegeeinrichtungen müssen – wie die meisten anderen Bereiche auch – ihre Leistungen anbieten und nachweisen. Der Patient oder Hilfsbedürftige ist zum Kunden geworden, Gesundheitseinrichtungen werden als Dienstleistungsunternehmen bezeichnet.

Zwischen den beteiligten Seiten (Bewohner, Einrichtung und Pflegekassen) wird ein Vertrag über Art, Umfang und Kosten der Leistung ausgehandelt, der die Grundlage für die weitere Pflege darstellt. Da die einzelne pflegerische Leistung oftmals wegen der Individualität von Pflegebedürftigem und Pflegendem Unterschiede aufweisen, wird und nicht vor jede Leistung ein Aushandlungsprozess geschaltet werden kann, werden Voraberklärungen sozusagen auf Grund konzeptioneller Entwürfe (z. B. Standards, Heimvertrag, Pflege- und Betreuungskonzept) vorgenommen. Das Konzept soll dem Kunden einen allgemeinen Eindruck über das Angebot bzw. die Leistung des Anbieters geben.

Das Pflege- und Betreuungskonzept kann das Herzstück des Transparenz schaffenden Nachweises der Angebotspalette einer Gesundheitseinrichtung sein. Viele der in diesem Buch gezeigten Bereiche können ebenso gut in einem Qualitätsmanagement-Handbuch (nachfolgend immer als QM-Handbuch bezeichnet) beschrieben und nachgewiesen werden. Das Pflege- und Betreuungskonzept sollte prinzipiell all die Punkte beschreiben, die die Qualität der Bewohnerversorgung, -betreuung und -pflege direkt oder mit beeinflussen. Liegt ein QM-Handbuch vor, so kann an entsprechender Stelle im Konzept darauf verwiesen werden.

Im Folgenden soll eine allgemeine Einführung in die Form und die inhaltliche Darstellung gegeben werden. Alle aufgeführten Inhalte können jedoch nur als Anregung gesehen werden und müssen daher von der jeweiligen Einrichtung überprüft und ggf. modifiziert werden. Ein Konzept muss immer der Spiegel der jeweiligen Einrichtung und von daher individuell sein.

1 Definition

Ein **Konzept** ist ein *»Entwurf, erste Fassung, grober Plan. Für das Projekt muss zunächst ein vernünftiges Konzept aufgestellt werden«* (vgl. *Lexikon der Fremdwörter* 1999). Ein Konzept lässt sich auch als *»stichwortartiger Entwurf, Rohfassung eines Textes, einer Rede«* erklären (vgl. *Der neue Brockhaus* 2000).

In einem Konzept werden die am angestrebten Endergebnis beteiligten Faktoren so beschrieben und prozessual geplant, dass mit möglichst hoher Sicherheit ein bestimmtes Ergebnis die Folge ist. Es ist ein *»klar umrissener Plan, Programm für ein Vorhaben«* (vgl. DfA 2001:21). Das Konzept kann hierbei als eine Art Rahmen gesehen werden, der eine gewisse Regelung bestimmter Vorhaben trifft; eine Art Vorplanung, die es in der täglichen Wirklichkeit zu erfüllen gilt. Dabei stehen die routinierten Abläufe und die Individualität des Bewohners als zu berücksichtigende Gegensätze im Vordergrund.

Im weitesten Sinne kann ein Konzept als ein gegliederter Entwurf gesehen werden, der Aussagen trifft über unterschiedliche Merkmale, Formen, Strukturen und Prozesse sowie angestrebte Ergebnisse eines Auftrags. Ein Pflegekonzept kann so als Orientierungsrahmen verstanden werden, der für Pflegende und Außenstehende gleichermaßen hilfreich ist.

Der MDS schreibt in den Unterlagen zur Prüfung der Qualität in der stationären Pflege: *»Das mit dem Einrichtungskonzept in Einklang stehende Pflegekonzept definiert das pflegerische Angebot und ist Handlungsorientierung für alle Mitarbeiter, die am Pflegeprozese beteiligt sind. Darüber hinaus bietet es für Bewohner und ihre Angehörigen eine wichtige Orientierung. In erster Linie präzisiert es Zielsetzungen, bietet eine Strukturierungshilfe für die Pflegepraxis und regelt Organisation sowie Arbeitsweise des Pflegebereiches und der pflegerischen Mitarbeiter«* (vgl. MDS 2005, S. 97).

Es macht wenig Sinn, lediglich ein Pflege- und Betreuungskonzept zu erstellen und alle anderen Bereiche außen vor zu lassen. Sinnvoll ist es, das Konzept der Pflege und Betreuung mit den Konzepten der anderen Bereiche zu verknüpfen und – ähnlich der Einbindung des Pflegeleitbilds in das Unternehmensleitbild –

die Einrichtung als Ganzes zu sehen und darzustellen. Es würde sich dann um ein Einrichtungskonzept handeln. Im Folgenden wird hierbei jedoch lediglich die Schnittstelle zwischen Pflege und Sozialer Betreuung sowie zwischen Pflege und Hauswirtschaft beachtet.

1.1 Der theoretische Ansatz eines Pflegekonzepts

Theoriegeleitet ist ein Pflegekonzept dann, wenn ihm ein wissenschaftlich fundiertes Menschenbild, eine begründbare Pflegetheorie und ein anerkanntes Pflegemodell zu Grunde liegen. Pflegerische Handlungen sollen nicht ausschließlich intuitiv, sondern begründet geplant und durchgeführt werden.

Unterschiedliche Klassifizierungssysteme stehen als Pflegetheorien zur Auswahl. Die vier wesentlichen Strömungen sind:

1. Bedürfnisorientierte Pflegetheorien (z. B. die Pflegetheorie nach Virginia Henderson oder Dorothea Orem)
2. Humanistische Pflegetheorien (z. B. die Theorie nach Jane Watson)
3. Interaktionistheorien (z. B. Imogene Kind oder Ida Jean Orlando)
4. Ergebnisorientierte Pflegetheorien (Martha Rogers oder Dorothy E. Johnson) (vgl. auch MDS 2005, S. 98)

Viele Pflegetheorien beinhalten in einer mehr oder weniger offenen Haltung den humanistischen Grundgedanken (vgl. *Quittmann* 1996). Der humanistische Ansatz bildet hierbei die Grundlage für moderne Pflegekonzepte. Bereits in den 30er Jahren des 20. Jahrhunderts begründeten humanistisch ausgerichtete Psychologen wie z. B. *Rogers, Maslow, Bugenthal, Cohn, Bühler* und *Fromm* (vgl. *Quittmann* 1996) humanistische Therapien. Beispielhaft seien hier genannt: die Gesprächstherapie, die Gestalttherapie oder die Verhaltenstherapie. In diesen humanistischen Verfahren wird der Mensch als ein Wesen gesehen, das selbstverantwortlich und autonom an seiner Lebensgestaltung tätig werden kann. Menschen können (soweit sie nicht an geistigen Leistungseinschränkungen leiden) Probleme erkennen, Lösungen suchen und umsetzen. Sie reflektieren, d. h. bewerten ihren Einsatz. Menschen leben auf Ziele ausgerichtet und streben Selbsttätigkeit und Selbstbestimmung an. Damit wird dem Menschen im Gegensatz zur Freudschen Theorie Freiheit und die Fähigkeit zur eigenständigen Problemlösung zugestanden. Grundsätzliche Kernaussagen des humanistischen Konzepts stellen die Grundlagen vieler moderner Pflegekonzepte da.

Ruth Cohn (1989) schreibt: *»Die Ganzheit des Menschen umfasst eine Fülle von Aspekten: Er ist ein psycho-soziologisches Wesen, das wahrnimmt und fühlt und* *denkt und glaubt. Er ist ein Wesen, das seine Vergangenheit, Gegenwart und Zukunft prägt und selbst von ihnen geprägt wird. Die Gegenwart, das Hier und Jetzt, ist der Augenblick des Erlebens und Entscheidens. Seine Vergangenheit und Zukunft enthalten die Basis für das Erleben und Entscheiden. Der Mensch ist auch ein partizipierender Partner im Universum. Seine Partnerschaft wird von allen bestimmt und bestimmt ihrerseits alle anderen. Der Mensch ist autonom und interdependent (d. h. eigenständig und in universaler Abhängigkeit). Ein Mensch – ein Ich – lebt und verhält sich gut im Fluss des Lebens, wenn er im Bewusstsein und unter Berücksichtigung seiner Eigenständigkeit und Partnerschaft lebt; er wird zur Last seiner selbst oder der Gemeinschaft (asozial), wenn er seine Autonomie in Autismus und seine Interdependenz in die Illusion völliger Unabhängigkeit oder in hilflose Abhängigkeit verkehrt. ... Nur das Ich, nur das Individuum kennt seine eigenen Empfindungen, Gefühle, Wünsche und Ambitionen. Keine äußere Wahrnehmung kommt der Selbst-Kenntnis gleich. Jedoch kann ein Außenstehender viel von einem anderen Menschen wahrnehmen und intuitiv erkennen, wenn er seine eigene Bewusstheit und Sensitivität für die Realität der anderen schult und nicht seinen Projektionen verfällt. Dann kann er auch den anderen in seiner Suche nach Selbsterkenntnis und Selbstverwirklichung fördern. Das exklusive Phänomen, dass der Mensch im Zentrum seiner eigenen Welt steht, legt ihm Verantwortung für seine Erfahrungen und sein Handeln auf«* (zit. n. *Käppeli* 1993).

Pflegekonzepte sollen für eine bestimmte Zielgruppe Vorgaben machen, die für eine möglichst optimale Prozessgestaltung und damit für ein gutes Ergebnis sorgen. Dabei werden die drei Betrachtungsebenen des Qualitätsmanagements überprüft, d. h. die Struktur-, Prozess- und Ergebnisebene.

Ein möglichst gutes Ergebnis lässt sich nicht erreichen, wenn alle beeinflussenden Faktoren dem Zufall überlassen bleiben. Ein gutes Ergebnis wird nur zu erzielen sein, und dies dauerhaft und ohne seine Sicherstellung den zahlreichen Unsicherheitsfaktoren zu überlassen, wenn eine ausgereifte Planung und Prozesssteuerung vorangestellt werden.

Grundsätzlich kann eine Einrichtung verschiedene Theorieansätze für die konzeptionelle Gestaltung nutzen. Dies wäre z. B. dann der Fall, wenn für den Bereich der sozialen Betreuung das Konzept nach *Tom Kitwood* ausgerichtet wird, das der Pflege aber nach Monika Krohwinkel. Wichtig ist aber, dass sich die verschiedenen Konzeptteile nicht widersprechen, sondern sich logisch zueinander einpassen.

Wichtig!
Jede Einrichtung kann selbst entscheiden, welche Pflegetheorie sie verwendet. Es gibt hierzu keine Vorgabe durch den MDK. Möglicherweise bestehen sogar innerhalb einer Einrichtung verschiedene Theorien, wenn z. B. unterschiedliche Abteilungen verschiedene Zielgruppen aufweisen. Wichtig ist es, dass die Einrichtung begründet, warum sie sich für eben diese Pflegetheorie entschieden hat.
Außerdem müssen die Grundaussagen des erstellten Pflegekonzeptes (und hier auch der möglicherweise vorhandenen unterschiedlichen Theorien für die verschiedenen Bereiche) in sich schlüssig sein und sich in der *»Gestaltung der Pflege, der Umsetzung der Pflegeprozesse sowie der Gestaltung des Pflegedokumentationssystems«* widerspiegeln (MDS 2005, S. 98)[1]

1.2 Die richtungsweisenden Säulen eines Pflegekonzepts

Ein Pflegekonzept hat gewissermaßen verschiedene Säulen oder Eckpfeiler zu berücksichtigen. Es kann nicht allein durch beliebige Vorstellungen der beteiligten Pflegekräfte konstituiert werden. Vielmehr bedarf es bestimmter Rahmenstrukturen. Diese geben eine grobe Orientierung. Innerhalb der Säulen werden dann die Inhalte eingegliedert.

1.2.1 Die gesellschaftlichen Rahmenbedingungen

Die Gesellschaft schafft einen Rahmen, in dem Gesetze, Verordnungen, gesellschaftliche Vorstellungen von Pflege, Bedarfe und Bedürfnisse für eine jeweilige Zeit bestimmend sind. Auch die in diesem Zeitraum festgelegten Ausbildungsverordnungen sind letztlich gesellschaftlich konstituierende Faktoren. Ein Blick auf die Vergangenheit zeigt, dass in verschiedenen zeitlichen Epochen unterschiedliche Anliegen an und verschiedene Vorstellungen über den Beruf der Pflege und sein Aufgaben bestanden.

[1] Beispiel: Die Einrichtung hat eine Pflegetheorie mit einem humanistischen Ansatz gewählt. In der Pflegeprozessdokumentation darf jetzt nicht das wiederholte Abwehrverhalten des Bewohners bei bestimmten Maßnahmen beschrieben werden, ohne dass eine anschließende Reaktion der Pflegenden erkennbar ist. Die Pflegeplanung muss hier in jedem Fall das Selbstbestimmungsrecht des Menschen weitgehend beachten.

Zur Zeit zeigt sich die Problematik, dass sich der Anspruch auf eine möglichst individuelle, bedürfnis-, ressourcen- und beziehungsorientierte Pflege und Versorgung mit den gesellschaftlich gegebenen Rahmenbedingungen nicht immer erfüllen lässt. Die Pflegeversicherung, die einen Teil der Kosten für die entsprechenden Versorgungsleistungen trägt, orientiert sich vor allem an der Anerkennung körperlicher Versorgungsleistungen. Eine entsprechende Beziehungsarbeit, wie sie im Modell von *Krohwinkel* vorgesehen und gefordert ist, wird nicht separat berücksichtigt.

1.2.2 Die pflegetheoretischen Vorstellungen

Als zweite Säule kann die dem Konzept zu Grunde gelegte Pflegetheorie und das daraus abgeleitete Pflegemodell gesehen werden. Es gibt unterschiedliche Pflegetheorien, die sich inhaltlich in ihren Wertvorstellungen und Grundhaltungen zu Gesundheit und Krankheit, zu ihren Vorstellungen darüber, was Pflege ist und leisten soll und durch das Menschenbild unterscheiden. Hierdurch wird das was, wie, wo, wozu, durch wen und warum pflegerischer Tätigkeiten beeinflusst. Diese grundsätzlichen Vorstellungen der gewählten Pflegetheorie bzw. des daraus abgeleiteten Pflegemodells zeigen sich in der schriftlichen Verfassung des Pflege- und Betreuungskonzepts.

Das Modell von *Krohwinkel* enthält (sowohl im AEDL-Modell als auch im ABEDL®-Modell) die Vorstellung, dass Pflege ein wirklicher Beziehungsprozess ist. Um dies zu verdeutlichen wurde auch das **B** (= Beziehung) ins A[B]EDL-Modell aufgenommen.

Die Förderung des Betroffenen ist ohne eine intensive Beziehung nicht möglich. Betroffener und Pflegender sind gleichberechtigte Partner und werden auch als solche anerkannt. Weil das AEDL-Strukturmodell ebenso wie das ABEDL®-Strukturmodell aber nur ein Teil des Gesamtmodells ist, erübrigt sich die aktuelle Diskussion darüber, welches Modell man nun nehmen sollte.

Wesentlich wichtiger ist es, in der konzeptionellen Gestaltung und der daraus resultierenden Umsetzung pflegerischer Leistungen, geeignete Schritte zur Gestaltung aller fünf Teilmodelle zu machen und hierbei eine Pflegeform zu ermöglichen, die eine nachhaltige Förderung des Bewohners erwirken kann. Die entsprechenden Teilmodelle werden im Kapitel 5.5 erläutert.

1.2.3 Das berufliche Selbstverständnis der Pflegenden

Die dritte Säule wird gebildet durch das berufliche Selbstverständnis der einzelnen Pflegeperson sowie der Berufsgruppe an sich. Vorhandene Vorstellungen über die Aufgaben eines Pflegenden, über gesetzliche Verordnungen und deren Berücksichtigung, über ethische Normen, die mit der eigenen Person und ihrem Handeln im Beruf zusammenhängen, Ansichten zur Zusammenarbeit mit anderen Berufsgruppen, Vorstellungen hinsichtlich der Notwendigkeit, sich auch berufspolitisch für eine bessere Versorgung der anvertrauten Bewohner einzusetzen u.v.a. gehören zum beruflichen Selbstverständnis. Pflegende, die ihre Aufgabe als ausschließliche ärztliche Assistenz ansehen, oder denen nur die körperliche Grundversorgung ein Anliegen ist, werden konzeptionell anderes planen als solche, die ganzheitlich, bewohnerorientiert, politisch und gesellschaftlich verantwortlich und aktiv handeln.

Hier zeigt sich bereits die Verknüpfung der erforderlichen Bestimmungen des eigenen Selbstverständnisses mit den beiden gerade genannten Punkten: Wenn Pflegende die Übernahme der Körperpflege, das Duschen und die Hilfe bei den Toilettengängen als maßgebliche Aufgaben betrachten (was sie auch sind), hierbei aber zugleich Beziehungsleistungen wie Gespräche oder die Anerkennung des Selbstbestimmungsrechts des Betroffenen in ihrer Bedeutung und Wichtigkeit degradieren, Bedürfnisse und existenzielle Erfahrungen nicht beachten oder sich gar über den Willen des Betroffenen wiederholt hinwegsetzen, kann keine echte Beziehung zustande kommen.

1.2.4 Die Betriebskultur: Zielsetzung und Philosophie der Institution

Die Zielsetzung der Einrichtung wird sich im Konzept niederschlagen. Will eine Einrichtung z.B. bevorzugt rehabilitierend tätig werden, ist dies ein anderer Anspruch, als etwa versorgend tätig zu werden. Einrichtungen, die sich die Versorgung von Sterbenden, von langzeitbeatmeten Menschen, von dementen Bewohnern zum Ziel setzen, arbeiten auf eine spezielle Art und verfolgen besondere Ziele. Dies muss aus dem Konzept hervorgehen. Der Leser des Konzepts soll die Philosophie der Einrichtung im Konzept erkennen können, um sich entscheiden zu können: *»Ist dies die richtige Einrichtung für mich oder für meinen Angehörigen?«*

Die in jeder Einrichtung sich entwickelnde Betriebskultur zeichnet die Art aus, wie Menschen miteinander umgehen. Hierbei handelt es sich weniger um strukturelle Vorgaben, als vielmehr um ein Betriebsklima, das durch die Art des Umgangs miteinander entsteht. Gerade in den Konzeptpunkten »Einarbeitung neuer

Mitarbeiter«, »Personalplanung« oder »Dienstplanung« lässt sich die Qualität des Betriebsklimas erahnen. *»In ein Pflegekonzept sollte daher auch einfließen, auf welche Weise der Pflegebereich einen konstruktiven Beitrag zur Entwicklung der Betriebskultur leisten kann: hinsichtlich gegenseitigem Verständnis, Respekt, Toleranz, Kommunikations- und Kooperationsverfahren u.s.w.«* (vgl. *Etzel* 1999).

Einrichtungen sind gut beraten, wenn sie in ihrer Philosophie nicht nur den Bewohner und seine Angehörigen in den Mittelpunkt aller Gedanken und Forderungen stellen. Sie müssen auch die Pflegeperson als internen Kunden betrachten und dieser mit dem gleichen wertschätzenden Verhalten gegenübertreten. Hohe Krankheitszahlen, Burnout oder eine innere Kündigung signalisieren, dass die Organisationsstrukturen und die internen Prozesse nicht so ausgerichtet sind, dass Pflegende einen wirklichen Beziehungsprozess aufbauen und die fördernde Prozesspflege umsetzen können. Innerhalb der Erarbeitung oder Bearbeitung eines Pflegekonzepts sollten daher auch organisationale Rahmenbedingungen geklärt, geeignete Strukturen und Prozesse geschaffen werden.

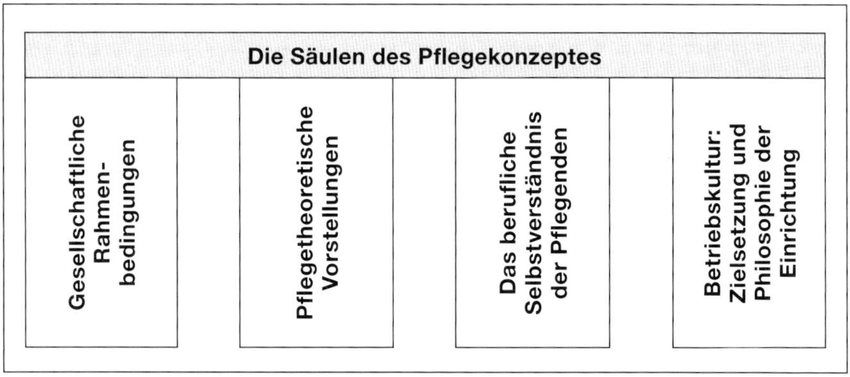

Abb. 1: Die Säulen eines Pflegekonzepts.

2 Was regeln Pflegekonzepte?

Es gibt inzwischen unterschiedliche Gründe, sich in Pflegeeinrichtungen mit der Konzeptentwicklung und Umsetzung zu beschäftigen. An dieser Stelle soll der Fokus insbesondere auf den Bereich der Altenpflege gelegt werden. Es gibt zunächst einmal unterschiedliche Konzepte mit verschiedener Zielsetzung. Das Konzept wird hierbei immer gewissermaßen von der Zielsetzung eines bestimmten Prozesses abgeleitet.

2.1 Regelung des Umgangs mit einer bestimmten Zielgruppe

Ein Konzept kann den Verkehr, das heißt den Umgang, bestimmte Prozesse und Zielsetzungen mit/bei einer ganz bestimmten Zielgruppe regeln. Denkbar ist die Unterteilung eines Gesamtpflege- und Betreuungskonzepts als allgemeiner Rahmen mit einer weiteren Differenzierung in verschiedene Unterkonzepte für spezielle Gruppen. So werden sich in Zukunft möglicherweise verschiedene Konzepte finden, wie etwa:

- Pflegekonzept zur Betreuung orientierter Bewohner.
- Pflegekonzept zur Betreuung dementer Bewohner.
- Pflegekonzept zur Betreuung gewaltbereiter Bewohner.
- Pflegekonzept zur Betreuung apallischer/komatöser Bewohner.
- Pflegekonzept zur Betreuung Sterbender.
- Konzept zur Betreuung der Angehörigen.
- Konzept zur Aktivierung, Reaktivierung und Beschäftigung bettlägeriger Menschen

2.2 Regelung der Gestaltung eines bestimmten Prozesses

Pflegekonzepte können die Gestaltung bestimmter Prozesse regeln, z. B.:

- Konzept zur Einführung der Basalen Stimulation®.
- Konzept zur Pflegeberatung in der ambulanten Tagespflege.
- Konzept zur Neugestaltung eines Wohnbereichs.
- Konzept zur Implementierung der Pflegeplanung.

Ein solches Konzept dient der vorausgeplanten Umsetzung einer Strategie, mit dem Ziel, ein Höchstmaß an Zielerreichung bei gleichzeitig möglichst geringer Fehler- und Problemquote zu ermöglichen.

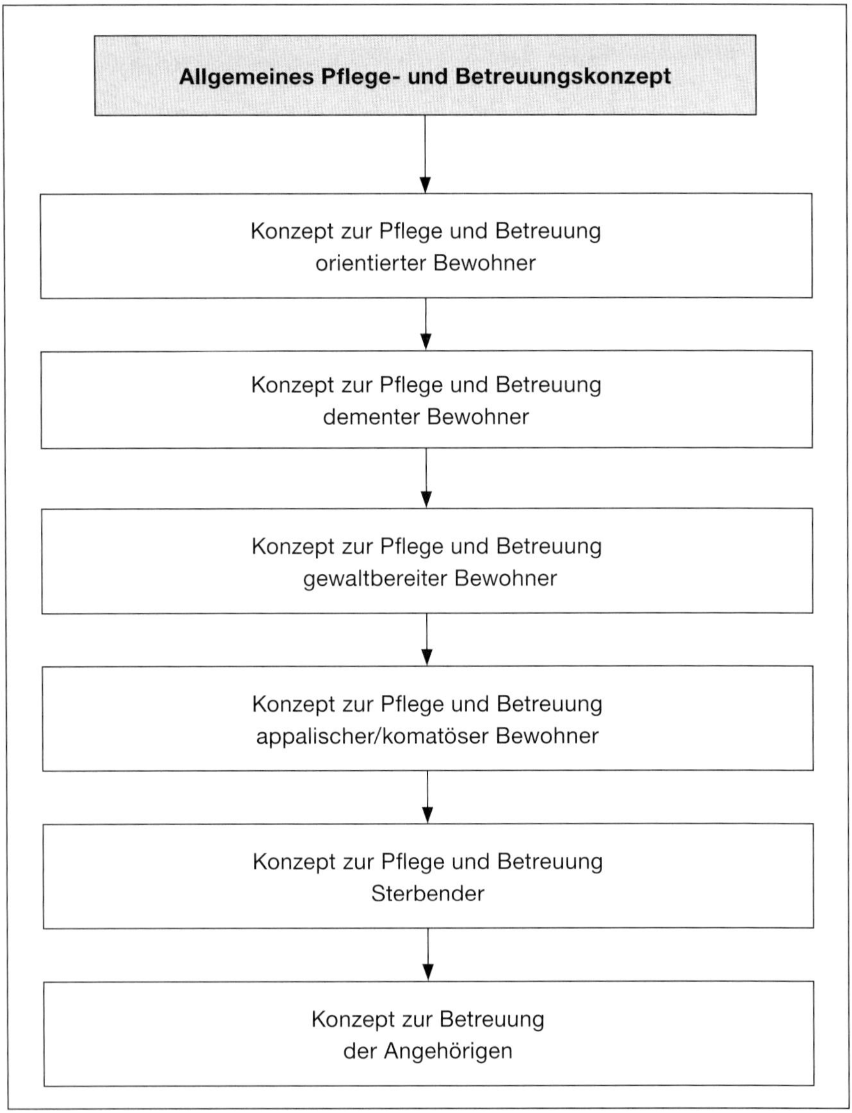

Abb. 2: Verknüpfung des allgemeinen Rahmenkonzepts mit den Unterkonzepten für bestimmte Zielgruppen.

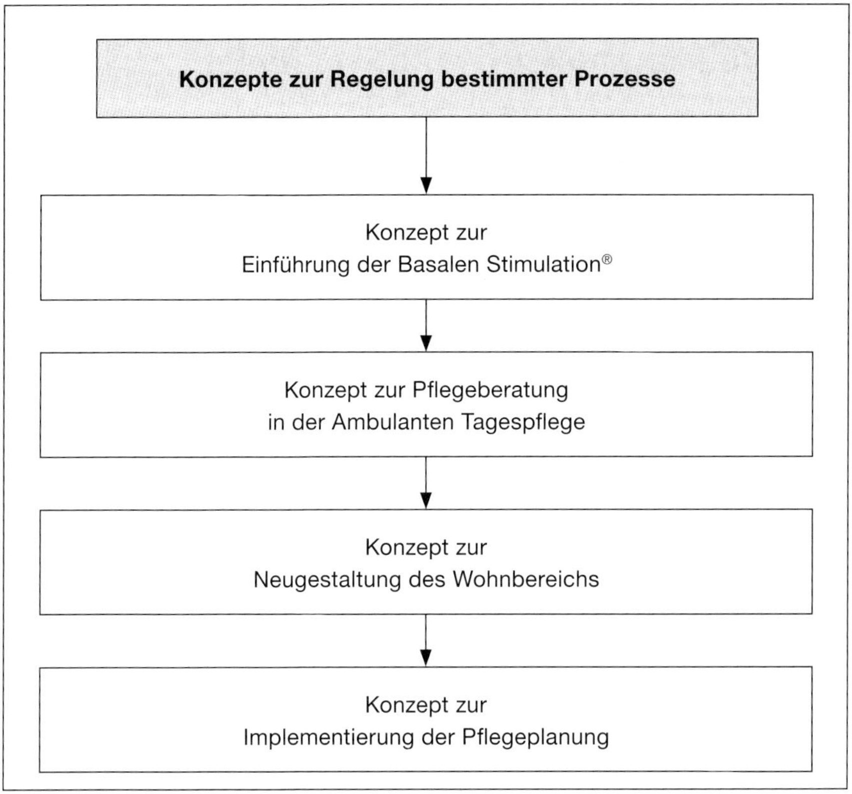

Abb. 3: Konzepte zur Gestaltung bestimmter Prozesse.

3 Warum sind Pflege- und Betreuungskonzepte wichtig?

Wie in der Einleitung schon angerissen, sind Pflege- und Betreuungskonzepte in der heutigen Zeit aus unterschiedlichen Gründen sinnvoll und notwendig.

3.1 Anforderungen im Rahmen der Qualitätsprüfung durch den MDK gemäß §§ 112 und 114 SGB XI

In der MDK-Anleitung »Grundlagen der MDK-Qualitätsprüfungen nach §§ 112 und 114 SGB XI …« (MDK 2005, S. 97; für den ambulanten Bereich S. 87) findet sich zum Bereich der stationären Pflege folgende Überprüfungsfrage: »Liegt ein geeignetes schriftliches Pflegekonzept vor?«
(…)
In Pflegekonzepten sollte dokumentiert werden:

- *Das zugrundeliegende Pflegemodell*
- *Das zugrundegelegte Pflegesystem*
- *Die Beschreibung des Pflegeprozesses*
- *Die innerbetriebliche Kommunikation*
- *Das Qualitätssicherungssystem*
- *Aussagen zur Leistungsbeschreibung*
- *Die Regelung der Kooperation mit anderen Diensten*
- *Die räumliche, personelle und sachliche Ausstattung der Einrichtung«* (vgl. MDK 2005, S. 97).

3.2 Das Pflegekonzept als Mittel zur Außenpräsentation und Werbung

Qualität in Alteneinrichtungen wird nicht mehr einfach so, auf Grund von vorauseilendem Vertrauen einfach angenommen, sondern abgefragt und überprüft. Der Kunde will heute wissen, was er für sein Geld bekommt und wie die Leistung erbracht wird. Immer mehr Angehörige wollen umfassend über Angebote, Leistungen, Kosten, über Organisation und Zielsetzung, kurz: über alles, was die Einrichtung auszeichnet, informiert werden. Um potenzielle Bewohner zu werben (was vielfach über die Angehörigen erfolgt), kann ein vorhandenes Pflegekonzept genutzt werden.

Vergleichen lässt sich das Pflegekonzept hier mit dem Katalog eines Reiseveranstalters. Im Katalog werden das Leistungsangebot, die zu erbringenden Kosten, das Umfeld, der Service des Veranstalters, zusätzliche Angebote und Vertragsvereinbarungen offen dargelegt. Der potenzielle Kunde entscheidet nun, welches Angebot er in welchem Umfang und zu welchem Preis nehmen, d.h. einkaufen möchte. Beide Seiten können sich dann sachlich über die jeweiligen Bedingungen verständigen – ein Zustand, der Konflikte auf Grund von Missverständnissen bereits im Ursprung vermeidet.

3.3 Orientierung und Arbeitsgrundlage für die Pflege-Mitarbeiter einer Einrichtung

Unterschiedliche Anbieter von Aus-, Fort- und Weiterbildungen orientieren ihre Inhalte an verschiedenen Pflegetheorien. Wie, womit, wann, durch wen und mit welcher Zielsetzung pflegerische Leistungen erbracht werden und wie diese im Rahmen des Teams eingebunden und mit anderen Berufsgruppen oder Ergänzungsdiensten vernetzt sind, bleibt im täglichen Alltag einer Einrichtung ohne eine deutliche Orientierungsgrundlage häufig der individuellen Entscheidung des Pflegenden überlassen.

Ein schriftlich fixiertes Pflegekonzept dient der Orientierung und der Schaffung eines Rahmens, in dem der einzelne Mitarbeiter die Vorstellungen und Zielsetzungen der Gesamtorganisation erkennen kann. Das Pflegekonzept bietet eindeutige Aussagen darüber, nach welcher Pflegetheorie in der Einrichtung gehandelt werden soll und wie in bestimmten Situationen zu verfahren ist.

Bereits vor der Einstellung kann dem neuen Mitarbeiter das Pflegekonzept vorgelegt werden. Beide Seiten können sich vor Vertragsabschluss verständigen und ihre gegenseitigen Anforderungen klären. So kann der Arbeitgeber darstellen, wie in der Einrichtung das Arbeitsfeld Pflege gestaltet wird und was die Ziele dieser Arbeit sind. Der potenzielle Arbeitnehmer kann überprüfen, ob er mit diesen Anforderungen konform geht und ob er die erforderlichen Kompetenzen anbieten kann.

3.4 Darstellung eines erhöhten Zeitaufwands bei besonders hohen Pflegeanforderungen im Rahmen von Pflegesatzverhandlungen

Die in Pflegekonzepten schriftlich fixierten und nachvollziehbar dargestellten, außergewöhnlichen Anforderungen an Pflegende und der erkennbare Mehraufwand in der Versorgung und Betreuung spezieller Pflegegruppen (z.B. demente

Menschen, Wachkoma-Pflegegruppen, Einheiten mit Krebspatienten in stark fortgeschrittenen Stadien) können in Pflegesatzverhandlungen hinsichtlich ihrer Bedeutung besser vermittelt werden. *»Durch schlüssige Pflegekonzepte, die insbesondere den zusätzlichen pflegerischen Aufwand für die gerontopsychiatrisch veränderten Bewohner deutlich machen, können in Pflegesatzverhandlungen bei hartnäckiger Verhandlungsführung bessere Pflegesätze bewirkt werden«* (vgl. *Leptihn* 2001).

Im Pflegekonzept wird die Besonderheit der zu betreuenden Gruppe dargestellt, die Besonderheiten von Pflege und Betreuung visualisiert und begründet und damit das Leistungsmodul hinsichtlich Qualität und Quantität dargestellt.

Pflegekonzepte können hier auch eine besondere Leistungsart aufzeigen, die die jeweilige Einrichtung erbringt. Werden zusätzliche, nicht allgemeingültige Maßnahmen erbracht wie z. B. das »Kochen am Bett« bei schwer bettlägerigen, demenziell veränderten Menschen, so kann dies in der LQV-Verhandlung als Argumentation für die Verhandlung genutzt werden.

3.5 Mittel zur Qualitätsoptimierung in einer Einrichtung

Die schriftliche Darstellung der Prozesse und die Visualisierung der angestrebten Ergebnisse können als Leitgedanken bei der Optimierung des Pflegegeschehens und der Arbeitsorganisation wirken. So werden die Erwartungen, die an den einzelnen Mitarbeiter gestellt werden, für ihn auch deutlich.

Bereits während der Konzepterstellung werden Pflegemitarbeiter ihre Ansichten diskutieren und sich so auch gemeinsam orientieren. Auch wird möglicherweise nach Festlegung eines angestrebten Ergebnisses sichtbar, dass – wenn der Prozess anders organisiert, d. h. optimiert werden soll – zunächst Strukturen überprüft und ggf. geschaffen werden müssen. Soll z. B. im Rahmen des Pflegeprozesses zeitnah dokumentiert werden, müssen also Möglichkeiten geschaffen werden, die Dokumentation (entweder per Mappe oder EDV-technisch) mit zum Bewohner zu nehmen und dort zu führen. Bei schriftlicher »Papierdokumentation« bedeutet dies, dass eine Möglichkeit vorhanden sein muss, um die Mappe abzulegen (z. B. auf einer geeigneten Fläche auf dem Pflegewagen oder auf einem Klappbrett im Bewohnerzimmer). Das Führen der Dokumentation auf einem niedrigen Tischchen ist unangemessen, da es nicht den Regeln der rückenschonenden Arbeitsweise entspricht, in gebückter Haltung zu schreiben. Zudem muss der Tisch des Bewohners als sein Privatbesitz angesehen werden.

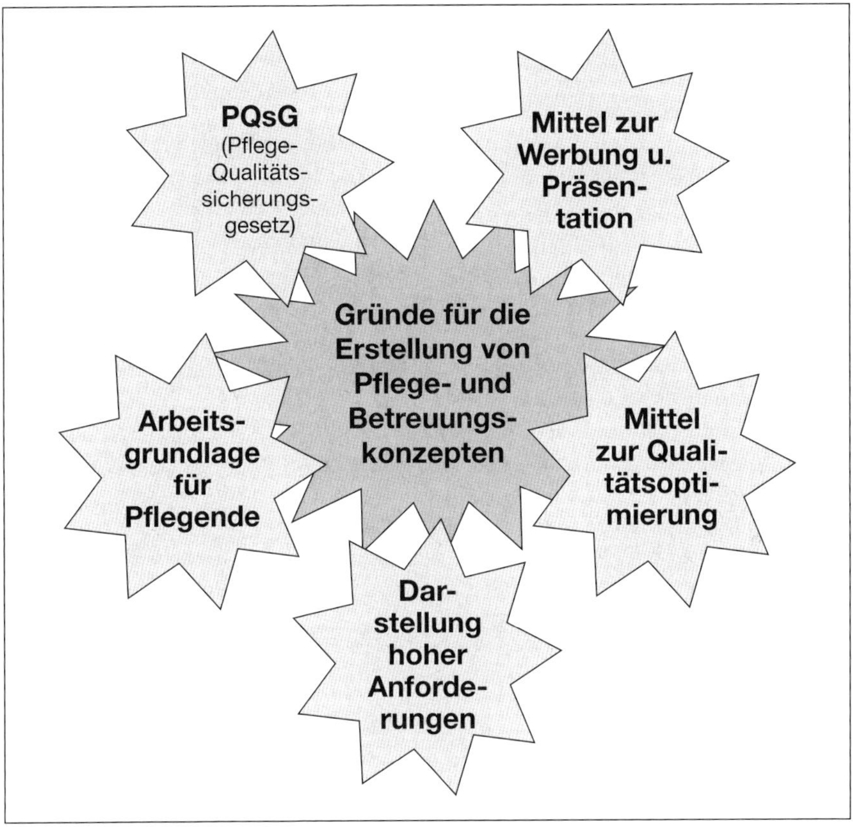

Abb. 4: Gründe für die Erstellung eines Pflege- und Betreuungskonzepts.

4 Verbindlichkeit eines schriftlichen Pflegekonzepts

Ein schriftlich fixiertes Pflegekonzept ist so etwas wie eine Vereinbarung. Mit dem jeweiligen Vertragspartner (Bewohner, Angehöriger, Pflegekasse) geht die Einrichtung mit der Vorlage des Pflegekonzepts einen beiderseitigen Vertrag ein. Der Vertragspartner (Angehörige, Pflegekasse, Krankenkasse, Sozialamt) ist bereit, für die Bereitstellung der aufgeführten Leistungen ein bestimmtes Entgelt zu zahlen. Einschränkungen in der Umsetzung oder in der Angebotspalette können mit Kürzung des Entgelts beantwortet werden. Findet sich z. B. in einem Pflegekonzept der Hinweis, dass in einer Einrichtung jeden Montag gemeinsame Liederabende und Musizierrunden stattfinden, dürfen diese nicht einfach ausfallen. Der Vertragspartner, in diesem Fall die Einrichtung, muss bei Ausfall für Ersatz sorgen, die Veranstaltung nachholen oder adäquate Alternativen anbieten.

Als Vertragsgrundlage kann das Pflege- und Betreuungskonzept z. B. im Rahmen von LQV-Verhandlungen genutzt werden. Insbesondere, wenn herausragende oder ungewöhnliche Maßnahmen durchgeführt werden, sollte vor der Verhandlung ein differenzierter Konzeptteil hierfür vorliegen.

5 Inhalte eines Pflegekonzepts

Inhaltlich werden im Pflegekonzept Aspekte behandelt, die der Einrichtung wichtig sind und die sie visualisiert und verbindlich darstellen möchte. Abbildung 5 zeigt denkbare Gliederungspunkte.

Mögliche Inhalte eines Konzepts

Neben den Inhalten in den Grundlagen des MDK zur Qualitätprüfung in der stationären Altenpflege und in der ambulanten Pflege, können je nach Einrichtung und je nach Zielsetzung des Pflegekonzepts folgende Inhalte bzw. Konzeptanteile aufgenommen werden:

- Deckblatt
- Vorwort
- Gliederung und Beschreibung der Einrichtung
- Pflegeleitbild in der Einrichtung
- Pflegetheorie/zu Grunde liegendes Pflegemodell
- Konzept der betreuungsbeeinflussenden Faktoren – Management
- Angestrebtes Pflegeorganisationssystem
- Organisations- und Führungskonzept
- Beschreibung des Pflegeprozesses
- Betriebliche Kommunikation
- Qualitätssicherungssystem
- Dienstleistungsdarstellung/Netzwerkstrukturen
- Management der Aufnahme im Heim/Wohnbereich
- Begleitung Sterbender/Versorgung Verstorbener
- Management der Biografiearbeit
- Management der Vernetzung mit anderen Dienstleistern
- Teilkonzept der Sozialen Betreuung und Schnittstelle mit dem Pflegekonzept
- Teilkonzept der Hauswirtschaft und Schnittstelle mit dem Pflegekonzept
- Konzeptimplementierungsvorgänge
- Literaturverzeichnis/Quellenangaben[2]
- Anhang

Abb. 5: Beispielhafte Inhalte eines Pflege- und Betreuungskonzepts.

Diese Punkte sind nur exemplarisch aufgeführt. Letztlich entscheidet die Einrichtung, neben den im PQsG geforderten Mindestanforderungen, welche Punkte sie im Konzept bearbeiten möchte, d. h. was sie nach außen darstellen möchte.

[2] Die nicht in der MDK-Prüfrichtlinie aufgeführten Inhalte sind an dieser Stelle kursiv gedruckt.

Im Rahmen des Qualitätsmanagements entstehen in vielen Einrichtungen so genannte QM-Handbücher oder Organisationshandbücher. Einige der nachfolgend aufgezeigten thematischen Schwerpunkte können sich in einem solchen Handbuch befinden, sodass im Pflege- und Betreuungskonzept lediglich ein Verweis darauf erfolgen muss. In Einrichtungen, in denen bislang kein QM-Handbuch besteht, können diese Teile zunächst ins Pflege- und Betreuungskonzept eingebunden werden, was dem späteren Transfer ins Handbuch nicht im Wege steht.

Wichtig!
Da es ungünstig ist, ein in einer Einrichtung entwickeltes Konzept auf eine andere Einrichtung zu übertragen, soll an dieser Stelle eine Auswahl Kriterien klärender Fragen im Vordergrund stehen. Zur Erleichterung der Erarbeitung finden sich im jeweiligen Gliederungspunkt typische Fragen, deren Beantwortung die wichtigsten Aussagen sicherstellt. Auch sie erheben keinen Anspruch auf Vollständigkeit oder auf alleinige Gültigkeit.

5.1 Deckblatt

Das Konzept sollte eine abgeschlossene Einheit bilden. Das Deckblatt bildet gewissermaßen das Cover und bildet den Abschluss. Es soll eine eindeutige Identifizierbarkeit des Konzepts mit der Einrichtung ermöglichen.
Auf dem Deckblatt sind folgende Angaben aufzuführen:
- Name und Anschrift der Einrichtung mit Telefonnummer
- Ansprechpartner
- Stand des Einrichtungskonzepts (Erstellungsdatum bzw. Datum der letzten Änderung)

Diese Angaben ermöglichen es, das Konzept eindeutig zu identifizieren, wenn es außerhalb der Einrichtung eingesehen wird (vgl. *Blonski* 2001).

5.2 Vorwort

Das Vorwort wird gewissermaßen vor den eigentlichen Konzeptteil gestellt. Es gibt einen allgemeinen Eindruck über den Sinn bzw. das Ziel, das die Einrichtung mit dem Pflege- und Betreuungskonzept verfolgt. Es soll den Lesenden leiten und ihn über die Motivation informieren, aus der das Konzept erstellt wurde. Schon jetzt soll der Leser für das Konzept interessiert werden; es soll ihm ein Anliegen werden, mehr zu erfahren.

Folgende Fragen können hilfreich sein:
- Welche Ziele verfolgt die Einrichtung mit dem Konzept?
- Wie wurde das Konzept erarbeitet? Welche Mitarbeiter (bzw. welche Mitarbeitergruppen) haben daran mitgearbeitet?
- Welchen Stand zeigt das Konzept? Handelt es sich um einen ersten Entwurf oder um eine bereits implementierte Fassung?
- Sind bereits alle im Konzept beschriebenen Prozessschritte und -ziele in der praktischen Umsetzung erreicht oder wird das Konzept in verschiedenen Bereichen noch eher als Richtschnur und als Hilfe bei der Entwicklung genutzt? Ist dies der Fall, sollten die Bereiche, in denen das Konzept noch nicht vollständig umgesetzt ist, angegeben werden. (Damit lässt sich die verbindliche Einforderung verhindern.)
- Wird das Konzept in festgelegten Abständen überarbeitet? Wenn ja, in welchen? (Die Begründung der Notwendigkeit der Überarbeitung in Intervallen bestätigt das Modell des reflektierenden Erfahrungslernens bei *Monika Krohwinkel* – siehe auch Seite 45)
- Wurde eine externe Beratung bei der Konzepterstellung eingeschaltet? Wenn ja, sind Angaben zum Berater zu machen.

5.3 Gliederung und Beschreibung der Einrichtung

Ziel dieser Beschreibung ist es, dem Leser einen Einblick in die Einrichtung und eine Orientierung zu bestimmten Fragestellungen zu geben. Inhaltliche Punkte können sein:
- Name der Einrichtung
- Träger der Einrichtung (z. B. Caritas, Diakonie, AWO, private Organisation usw. mit Angabe der trägerspezifischen Merkmale (siehe Trägerleitbild)
- Geschichte der Einrichtung (Seit wann besteht die Einrichtung? Welche Situation führte zu ihrer Gründung? Gab es wichtige Entwicklungsschritte in der historischen Entwicklung? Wurde die Einrichtung renoviert oder erweitert?)
- Umgebung und Lokalisation (z. B. in Waldnähe, zentral gelegen, in unmittelbarer Nähe verschiedener Bus- und Bahnanschlüsse o. ä.)
- Größe der Einrichtung – Zahl der Bewohnerplätze (ggf. aufgespalten in unterschiedliche Bereiche wie Vollzeit-, Tages-, Kurzzeitpflege). Gut wäre hier ein Lageplan der Einrichtung. Ggf. können kurze Beschreibungen zu den einzelnen Bereichen erfolgen.
- Anzahl der Einbett-, Zweibett- und Dreibettzimmer/Appartments
- Darstellung der Wohnbereiche, ggf. Schwerpunkte
- Darstellung eines Zimmers, ggf. mit Beschreibung

- Darstellung der wohnbereichsspezifischen Strukturen, z. B. spezielle Bäder, Aufenthaltsräume, Räume für Gymnastik und Musik
- Speiseräume (zentral/dezentral)
- Toiletten
- Pflege-/Behandlungsräume
- Dienstzimmer

Evtl. ergänzende Punkte, wenn diese später nicht in einem anderen Teil aufgeführt werden, können sein:
- Organigramm über die Leitungs-, Führungs- und Organisationsstrukturen, ggf. kurze Darstellung der Aufgaben der einzelnen Führungsebenen
- Finanzierungsmodelle für die Bewohnerversorgung, kurze Darstellung der Leistungen der Pflegeversicherung, Sozialamtsleistungen. Darstellung der Leistungsmodule oder Hinweise auf entsprechende Unterlagen
- Aufzeigen der verschiedenen Berufsgruppen, die innerhalb der Einrichtung gemeinsam für die Pflege und Betreuung des Bewohners sorgen, ggf. mit Fotos der einzelnen Leitungen
- Angebote für die Bewohner, z. B. kulturelle Angebote, Ausflüge.
- Ggf. Möglichkeiten der Kostenreduktion, wenn Angehörige Teile der Leistungen übernehmen (z. B. Wäsche, wöchentliches Duschen etc.)

5.4 Pflegeleitbild

Ein Leitbild kann als Grundlage allen Denkens und Handelns in einer Einrichtung angesehen werden. *»Damit ist das Leitbild das seelische und geistige und körperliche Zentrum eines erfolgreichen Heims. Das gesamte Klima und die Kultur in der Einrichtung werden von ihm geprägt. Sie gibt ihnen ihren Inhalt und ihre Form und bildet gleichsam den Klebstoff zwischen den Teilen und den verschiedenen Organisationseinheiten«* (vgl. *Büse* 1995).
Im Leitbild werden die Zielvorstellungen der Einrichtung definiert, die durch die praktische, alltägliche Umsetzung der Pflege und Betreuung angestrebt werden. Dieser Punkt wird in der MDK-Prüfrichtlinie auf Seite 71 abgefragt: ***»Verfügt die Pflegeeinrichtung über ein Pflegeleitbild?*** *Das (Unternehmens-) Leitbild des Trägers bildet die Grundlage für das Einrichtungskonzept. In der Fachliteratur wird statt von Leitbild auch von Trägerphilosophie oder grundsätzlichen Zielen gesprochen. Im Brockhaus-Lexikon wird Leitbild als »idealhafte richtungsweisende Vorstellung, deren Verwirklichung in der Praxis durch wahlentsprechende Grundsätze, Methoden und Endziele angestrebt wird« definiert. Es ist anzustreben, auf verschiedenen Ebenen vom Unternehmensleitbild abgeleitete Leitbilder (z. B. Pflegeleitbild, Hauswirtschaftsleitbild, Leitbild der Sozialen Betreuung) zu entwickeln.*

Das Leitbild drückt mit positiven und prägnanten Aussagen, Ziel- und Wertvorstellungen und Haltungen aus. In einem Pflegeleitbild sollen u.a. Aussagen zum Menschenbild der Pflegeeinrichtung enthalten sein, sowie Informationen, in wieweit und mit welcher Weitreiche die Mitarbeiter die Bedürfnisse und individuellen Gewohnheiten, Vorlieben und Abneigungen des zu Pflegenden berücksichtigen können[3] Pflegeverständnis der Einrichtung, zur Sichtweise der Bedürfnisse der von der Pflegeeinrichtung betreuten Menschen und der Mitarbeiter, zur Gestaltung der Pflege, zur Pflegequalität sowie zum Selbstverständnis der Einrichtung enthalten sein«

Was soll das Leitbild enthalten?
In einem Pflegeleitbild werden Grundansichten und -haltungen z. B. zu folgenden Fragen dargestellt:

- Welche Ziele verfolgt die Pflege (eher aktivierend, fördernd oder betreuend-versorgend?)?
- Welche Vorstellungen zur Pflegequalität bestehen? Wie wird in der Einrichtung Pflegequalität beschrieben?
- Wie werden die Bedürfnisse der von der Pflegeeinrichtung betreuten und gepflegten Menschen und die der Mitarbeiter gesehen?
- Welches Verständnis von Pflege liegt der täglichen Arbeit zu Grunde?
- Wie wird die Planung, Organisation und Durchführung von Pflege gestaltet? Welche Annahmen liegen hierbei zu Grunde?

Bei der Leitbildformulierung sollten die Bedürfnisse der Bewohner, ihrer Angehörigen und des Personals, gesellschaftliche, rechtliche und ethische Anforderungen sowie der Arbeitsablauf in der Einrichtung beachtet und berücksichtigt werden. Es macht keinen Sinn, zu hohe Ziele zu formulieren, die sich in der Realität nicht umsetzen lassen. Dennoch können die Leitgedanken zunächst natürlich das vorhandene Niveau übersteigen, um so die Qualität zu verbessern und ein höheres Leistungsniveau zu erzielen.

---

[3] Hier würde z. B. kenntlich gemacht, ob der BMI (Body-Mass-Index) als ausschließlicher Parameter für die Einschätzung einer Unterernährung gelten würde, oder ob das sogenannte »individuelle Wohlfühlgewicht«, das der Bewohner möglicherweise bereits sein ganzes Leben oder die letzten Jahre hatte, berücksichtigt wird. Gerade die Diskussion um individuelle und vorgegebene Normwerte ist bei der Konzepterstellung wichtig. Sie wird nicht nur die schriftlichen Aussagen beeinflusssen, sondern auch das Denken der Pflegenden und ihre Haltung. Konzeptarbeit bedeutet hier aktive Reflexions- und ethische Arbeit.

5.4.1 Welche Leitgedanken sind wichtig?

Es ist möglich, charakteristische und einrichtungsspezifische Leitziele in den Vordergrund zu stellen. Wenn z. B. ein Schwerpunkt in der Betreuung und Versorgung Sterbender oder Schwerstkranker besteht, können die Leitziele dies in den Vordergrund stellen und damit das Profil verdeutlichen.

Beispiel:
»Bei uns stellt die Betreuung und Versorgung schwerkranker und sterbender Menschen einen Schwerpunkt unserer Tätigkeit dar. Die individuellen Wünsche und Bedürfnisse sind hierbei Grundlage unserer Pflege.«

Viele Unternehmen benutzen inzwischen das Leitbild als Visitenkarte und stellen es in einem Werbeflyer oder einer Hausbroschüre dar, um interessierten Angehörigen oder potenziellen Bewohnern eine Orientierung zu geben. Es empfiehlt sich, das Leitbild kurz und knapp zu halten, eine klare Sprache zu wählen, damit es von möglichst vielen Menschen verstanden werden kann.

Innerhalb des Leitbildes muss sich die Spezifität des Modells widerspiegeln. Wenn das Modell der fördernden Prozesspflege gewählt wird, sind Informationen zur Gestaltung der Beziehungsarbeit (Wie wird innerhalb der Einrichtung die Beziehung thematisiert? Welche Formen der Beziehungsarbeit gibt es und wie zeigt sich dies im alltäglichen Leben?). Auch der Gedanke der fördernden Prozesspflege, dass die individuellen Gewohnheiten, Vorlieben und Abneigungen als biografisch geprägte Besonderheiten, als existenzielle Erfahrungen, anerkannt werden, muss näher ausgeführt werden.

Weiterhin ist es wichtig darzulegen, dass Entscheidungen des Betroffenen beachtet werden. Es sollte eine Kongruenz zwischen den körperlich-funktionalen und seelisch-kognitiven Bedürfnissen des Bewohners bestehen. Bereits im Leitbild sollte die Einrichtung deutlich machen, dass die angebotene Versorgung nicht ausschließlich darauf ausgerichtet ist, dass der Mensch satt, sicher und sauber ist, sondern dass es vielmehr Zielsetzung ist, den Menschen in seiner Entscheidungskompetenz zu achten und sein Streben und Wollen bei der Konzeptionierung pflegerischer Leistungen zu berücksichtigen. Auf diese Weise ließe sich ein Teil der Konflikte, die später mit den Angehörigen entstehen, wenn der Betroffene z. B. keine frisch gewaschenen Haare hat, dafür sich aber augenscheinlich zufrieden und entspannt im Wohnbereich aufhält, vermeiden.

5.4.2 Was soll das Leitbild nicht enthalten?

Wichtig ist, dass das Leitbild keine utopischen Vorstellungen angibt oder (was manchmal leicht erkennbar ist) unerreichbare Ziele nennt, denn die praktische Umsetzung muss später die angegebenen Leitgedanken auch konkret erfüllen. *»Anhand dessen können Kunden und Mitarbeiter überprüfen, ob Zielvorstellungen und praktische Realität übereinstimmen«* (vgl. *Leptihn* 2001). Lässt sich das Leitbild nicht in der Umsetzung erkennen, wird zum einen die Einrichtung unglaubwürdig; zum anderen kann ihr eine Täuschung vorgeworfen werden.

5.4.3 Wie kann ein Leitbild formuliert sein, damit ein Mindestmaß an Flexibilität bleibt?

Sinnvoll ist es, bei der Formulierung der Pflegeleitbildgrundsätze deutlich zu machen, dass es sich hierbei um »leitende Ziele« handelt, nicht um in jedem Fall erfüllbare Grundsätze.
Formulierungen wie:

- *»Wir orientieren uns an …«*
- *»Wir streben eine … an …«*
- *»Wir versuchen stets …«*
- *»Wir setzen, wann immer möglich …«*
- *»Die möglichst weitgehende Umsetzung von … ist uns ein Anliegen.«*
- *»Bei uns legen wir einen Schwerpunkt auf …«*
- *»Bei uns versuchen wir …«*

verdeutlichen, dass es sich um Zielorientierungen handelt.

Leitgedanken können z. B. sein:

- Wir *versuchen,* die individuellen Bedürfnisse des einzelnen Bewohners in die Pflege zu integrieren und stellen diese in den Mittelpunkt unseres Handelns.
- Wir *streben* eine ganzheitliche Betrachtung und Pflege des Bewohners an und nehmen körperliche, geistig-seelische und soziale Bedürfnisse gleich wichtig.
- *Wir lehnen uns* in der Planung und Umsetzung der Pflege an das AEDL-Modell (Aktivitäten und existenzielle Erfahrungen des Lebens) von Monika Krohwinkel *an.*
- Die Biografie des einzelnen Bewohners erkennen wir als wichtigen und formenden Lebensteil an und *versuchen,* wichtige Einflüsse in die Pflege zu integrieren.
- Spirituelle/religiöse Bedürfnisse werden bei uns angenommen; wir *versuchen* so weit wie möglich darauf einzugehen und die Bedürfnisse des Bewohners auch in diesem Bereich zu erfüllen.

- Im Prozess des Sterbens *versuchen* wir, den Menschen nicht allein zu lassen, sondern eine seinen Wünschen und seinen Bedürfnissen angemessene Begleitung zu ermöglichen. Hierbei *streben* wir auch die Inanspruchnahme ergänzender Dienste wie etwa ALPHA oder OMEGA (ambulante Dienste zur Sterbebegleitung) an.
- Die Lebensqualität des uns anvertrauten Menschen zu erhalten, wiederherzustellen oder zu verbessern ist unser höchstes *Ziel.*
- Die Autonomie des Bewohners im Sinne einer möglichst weitgehenden Selbstentscheidungs- und Selbsthandlungskompetenz *versuchen wir weitestgehend zu erhalten und zu fördern bzw. wiederherzustellen.* Hierzu setzen wir eine aktivierende, bewohnerorientierte Pflege ein, die vorhandene Ressourcen erkennt und fördert. Hiermit versuchen wir, eine möglichst partnerschaftliche Zusammenarbeit zwischen Pflegenden und Bewohnern zu erreichen.
- In der Pflege Dementer *versuchen* wir, deren Erlebensweise zu verstehen und angemessen darauf zu reagieren (z. B. durch Snoezelen, Validation, ROT).
- Die Tages- und Nachtstrukturierung wird *so weit wie möglich* an den Bedürfnissen der Bewohner orientiert. Hierbei *versuchen* wir jedoch, durch Einsatz geeigneter Maßnahmen eine Umkehrung z. B. des Tag-Nacht-Rhythmus bei dementen Bewohnern zu vermeiden.
- Wir wenden in der Pflege aktuelle pflegewissenschaftliche Kenntnisse an und überprüfen unser Handeln immer wieder auf eine angemessene Professionalität.
- Die Angehörigen werden von uns als zum Bewohner gehörend wahrgenommen, über die Pflege informiert und in Entscheidungen integriert (soweit dies vom Bewohner gewünscht ist).[4]

5.4.4 Wie soll das Leitbild anderen vermittelt werden?

Im Konzept sollte geklärt werden, wie, wann und in welcher Form die Leitgedanken an andere vermittelt werden sollen. Ist es denkbar, dass künftig eine Art schriftliches Leitbild in Form einer Broschüre vorliegt, die an interessierte Bewohner, Angehörige, Ärzte oder andere ausgegeben werden kann oder liegt das Konzept nur als Teil des Gesamtkonzepts in einem Ordner vor?

---

[4] Sinnvoll ist es, nicht nur die Leitgedanken zu formulieren, sondern auch Hinweise zur Erreichung der aufgestellten Ziele zu geben. Bsp. Leitbildaussage: »Die Biografie des einzelnen Bewohners erkennen wir als wichtigen und formenden Lebensteil an und *versuchen,* wichtige Einflüsse in die Pflege zu integrieren. Wir berücksichtigen daher in einem möglichst weitgehenden Maße die individuellen Gewohnheiten, Vorlieben und Abneigungen des Bewohners. Hierbei suchen wir nur dann einen Kompromiss, wenn die Umsetzung der Vorstellung des Betroffenen juristische Grenzen überschreitet, eine Gefährdung auslöst oder mit unserem professionellen Verständnis in keiner Weise übereinstimmt.«

5.4.5 Wann und in welchen Situationen wird das Pflegeleitbild vermittelt?

Dient das Leitbild vorrangig der Information zukünftiger Mitarbeiter, z. B. bei Einstellungsgesprächen oder bei Zielvereinbarungen, oder wird es auf Wunsch jedem Interessierten zugeleitet? Liegt oder hängt es in der Einrichtung aus und vermittelt es seine Inhalte quasi automatisch?

Derartige Fragen sollen zu Vorüberlegungen führen, die eine zielgerichtete Vermittlung und Umsetzung der Inhalte ermöglichen. Das schlichte Vorhandensein eines Konzepts ist kein Garant für eine automatische Umsetzung.

5.4.6 Wie steht das Leitbild mit dem Pflegekonzept in Verbindung?

In der Konzeption soll die geplante Umsetzung der Leitbildgedanken erkennbar sein. Dort beschriebene Prozesse müssen daher so angelegt und erklärt sein, dass die durch das Leitbild angestrebten Ergebnisse (Leitziele) mit einer möglichst hohen Wahrscheinlichkeit in der täglichen Praxis erreicht werden (vgl. *Blonski* 2001).

5.5 Die zu Grunde liegende Pflegetheorie und das eingesetzte Pflegemodell der AEDL nach (z. B.) Monika Krohwinkel

Die Erfüllung praktischer Aufgaben sollte stets reflektiert und theoriegeleitet erfolgen. In der MDK-Richtlinie wird geregelt, dass *»das Pflegekonzept ... auf einer Pflegetheorie basieren«* sollte.

Da in den vergangenen Jahren vorrangig das Modell der fördernden Prozesspflege von *Monika Krohwinkel* verwendet wurde und das nach ihr benannte AEDL-Modell nun (auch) als ABEDL®-Modell[5] (vgl. *Krohwinkel* 2006, S. 910) bezeichnet wird, soll an dieser Stelle kurz darauf eingegangen werden.

Insbesondere in den beiden Artikeln in »Die Schwester/Der Pfleger« (10/06 und 11/06) hebt *Krohwinkel* die Bedeutung der pflegerischen Bezugspersonen für das Gelingen einer fördernden Prozesspflege hervor. Einer solchen Hervorhebung ist zunächst keine Kritik entgegenzubringen, dennoch bedarf es der kritischen

[5] Das **B** steht für Beziehungen »Soziale Beziehungen/Bereiche« (vgl. *Krohwinkel* 2006, S. 910)

Analyse, ob sich hierdurch die begriffliche Umdeutung des bislang so bekannten AEDL-Modells rechtfertigen lässt.

Prinzipiell lässt sich zunächst an der Beschreibung der Organisation und Durchführung der Pflege nichts Neues erkennen. Die Ausführungen in den beiden genannten Artikeln greifen in erheblichem Maße auf bereits seit Jahren vielfältig in der Literatur vorkommende Hinweise zur Bezugspflege oder auch zum System der Primary Nurse zurück. Und dem AEDL-Modell können unter den Bedürfnisbereichen »Soziale Beziehungen und Bereiche des Lebens sichern und gestalten können«, »Kommunizieren können« und »Mit den existenziellen Erfahrungen des Lebens umgehen können« die Bedeutungen jener spezifischen Beziehungsqualität, wie sie im Bezugspflegesystem implizit vorhanden sind, entnommen werden.

Unabhängig hiervon sind die beiden Artikel jedoch sehr gut geeignet, um die Umsetzung der Bezugssicherung aufzuzeigen, sodass bei der einrichtungsspezifischen Beschreibung, wie eine intensive Beziehung zwischen Pflegebedürftigem und den (bez. der Bezugs-) Pflegenden entstehen kann, auf *Krohwinkels* sehr gute Informationen zurückgegriffen werden kann.

5.5.1 Das Modell der fördernden Prozesspflege

Primär ist das Modell von *Krohwinkel* ein personenbezogenes, fähigkeits- und förderorientiertes System und weniger an Defiziten orientiert. Die Fähigkeiten des Menschen spielen eine große Rolle. Dass der Mensch seine Bedürfnisse entwickeln kann und mit seinen Fähigkeiten umzugehen weiß, ist oberstes Ziel. Kann der Mensch dies nicht mehr selbst, übernimmt die Pflegekraft Verantwortung und stellvertretend das, was der hilfebedürftige Mensch selbst tun würde, wenn er das Wissen, den Willen und die Kraft dazu hätte. Bei dieser Realisierung der Lebensaktivitäten ist die Integration der existenziellen Erfahrungen notwendig. Eine gründliche Beobachtung, ein empathisches Zuhören ist in diesem Prozess wichtig; ebenso wie die Sicherung und Gestaltung der prozessfördernden Pflege durch alle am Prozess Beteiligten.

Nach Aussage von *Krohwinkel* wurde sie und das von ihr erarbeitete Modell stark durch die humanistische Psychologie und hier insbesondere durch *Carl Rogers* und *Abrahm Maslow* geprägt. Entsprechend der Aussagen des humanistischen Menschenbildes sind *»Wertschätzung und Respekt vor dem Menschen als Person [...] als fundamentale Voraussetzungen für förderndes Verhalten im Pflegeprozess«* zu verstehen.

Die fördernde Prozesspflege zeigt in *Krohwinkels* Konzeption mehrere Modellteile. Diese werden in Abbildung 6 deutlich gemacht.

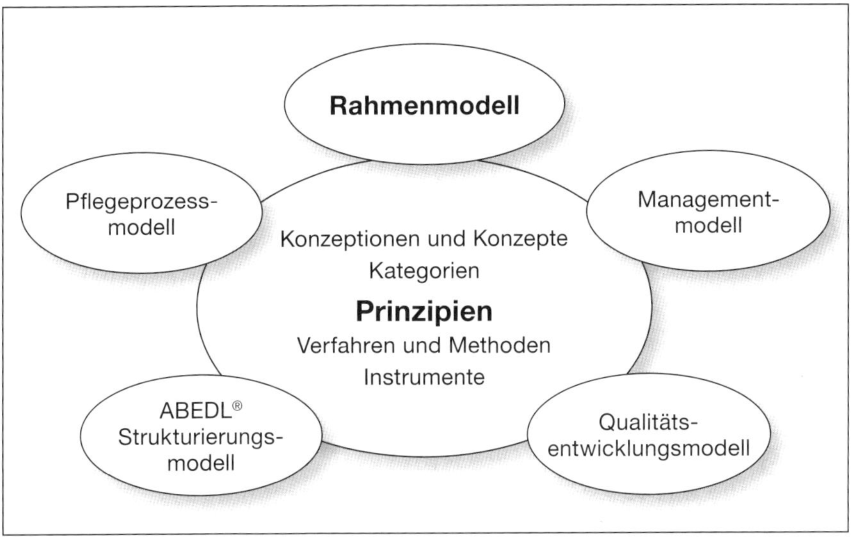

Abb. 6: Das System der fördernden Prozesspflege (Überblick) (vgl. *Krohwinkel* 2007, S. 207).

Krohwinkel weist drauf hin, dass es *»zwar oft erforderlich ist, zunächst einzelne Teile analytisch zu betrachten, aber dann immer auch zu versuchen, die Teile in ihren Zusammenhängen und Wechselwirkungen als dynamische und sich versändernden Ganzheiten zu sehen«* (*Krohwinkel* 2007, S. 207) Diese Aussage lässt sich zum einen auf das Strukturmodell der AEDL/ABEDL® beziehen. Mit ihr wird zugleich aber auch die wechselseitige Abhängigkeit der einzelnen Konzeptbereiche (s. Abbildung 1) thematisiert:

> Der Pflegeprozess ist so zu gestalten, dass er die Beziehung zwischen dem Pflegebedürftigen und der Pflegeperson unterstützt. Dies geschieht z.B. durch Zuordnung einer Bezugsperson, die die Prozessteuerung übernimmt sowie durch Zuordnung einer verantwortlichen Pflegeperson, die eine Pflege nahe der Bezugspflege durchführt. Die Bezeichnung »nahe der Bezugspflege« wird deshalb gewählt, weil eine reine Bezugspflege nicht immer vollständig zu organisieren ist. Eine Bereichs- oder Gruppenpflege ist also ein Kompromiss. Ebenso muss der Pflegeprozess eine möglichst ganzheitliche Beachtung des Menschen ermöglichen. Dieser Forderung entsprechend kann das AEDL- oder ABEDL®-Modell als Strukturierungshilfe genutzt werden.

In ihren Forschungsergebnissen zeigt *Krohwinkel* deutlich die Diskrepanz zwischen fähigkeitsfördernder und defizitorientiert-versorgender Pflege auf. Pflegetheoretisch stehen hier insbesondere pflegebedürftige Personen mit längerem Pflegebedarf und ihre engsten Bezugspersonen in klinischen und häuslichen Pflegesituationen im Mittelpunkt (vgl. *Sander* 2001).

Wie förderlich und wichtig es ist, eine tragfähige Beziehung zwischen dem zu Pflegenden und dem Bezugs-Pflegenden bzw. dem Team herzustellen, zeigt *Krohwinkel* (vgl. *Krohwinkel* 10/2006; 11/2006). Die von ihr benannten Grundkategorien der fördernden Prozesspflege lassen sich nur erreichen, wenn die Beziehung zwischen Menschen entstehen und gestärkt wird.

1. Sichtbarkeit

Pflegefachkräfte bedürfen der Kompetenz, die Ressourcen, Fähigkeiten und Probleme des betroffenen Menschen zu erkennen, diese bewusst in den Pflegeprozess zu integrieren und sie durch Dokumentation transparent zu machen.

2. Ganzheitlichkeit

Jede einzelne AEDL wird für sich, aber auch in ihrer jeweiligen Wechselwirkung mit den anderen AEDL-Bereichen erfasst. *Krohwinkel* berücksichtigt hier die Aussage der humanistischen Psychologie, dass der Mensch mehr sei als die Summe seiner Einzelteile (vgl. *Quittmannm* 1996). Die Ganzheitlichkeit der gesamten Pflege- und Versorgungssituation muss in der Einrichtung beachtet werden. So ist es z. B. nicht möglich, eine intensive, von Wertschätzung, Empathie und Unterstützung gekennzeichnete Beziehung zwischen dem Pflegebedürftigen und der Pflegeperson herzustellen, wenn innerhalb der Einrichtung in den verschiedenen hierarchischen Ebenen keine Wertschätzung gegenüber dem Pflegepersonal herrscht.

Innerhalb der Konzeption müssen hier folgende Fragen gestellt werden:

1. Wie können wir innerhalb der Einrichtung eine beziehungssichernde Pflegeplanung und -leistung durch eine Bezugsperson sicherstellen?
2. Wie können wir innerhalb der Einrichtung Beziehungsarbeit als ebenso hochwertig anerkennen wie körperliche Pflegeleistungen?
3. Wie können wir innerhalb der Einrichtung Kontinuität sicherstellen?
4. Wie können wir innerhalb der Einrichtung zwischen den verschiedenen Berufsgruppen und hier insbesondere in den Nahtstellenbereichen eine Kontinuität der Versorgungsleistungen sicherstellen und gleichzeitig in allen beruflichen Handlungsfeldern für eine ganzheitliche Sichtweise und Versorgung sorgen?

5. Wie können wir innerhalb der Einrichtung die Familie oder das übrige soziale Umfeld integrieren, um auch in der nach dem Einzug beginnenden Lebensphase des alten Menschen Ganzheitlichkeit zu sichern (hier verstanden als ein kontinuierlicher Entwicklungsprozess des eigenen Daseins)?

3. Kongruenz

Fördernde Maßnahmen müssen eine Übereinstimmung der physisch-funktionalen Verhaltensdimension mit der willentlich-emotionalen Verhaltensdimension aufweisen. *»Physisch-funktionale Verhaltensdimensionen beinhalten das methodisch-instrumentelle Verhalten der Pflegeperson, willentlich-emotionale Verhaltensdimensionen sowie pädagogisch-psychologische Aspekte der Pflegeperson«* (vgl. *Oehmen* 1999:41).

Nach *Krohwinkel* zeigt sich in diesem Bereich folgende Problematik: *»Obwohl die in die Untersuchung einbezogenen Pflegepersonen als pflegerische Zielsetzung Unabhängigkeit und Wohlbefinden der älteren Menschen in ihren Lebensaktivitäten angaben, zeigte sich, dass bei einer Mehrheit der Pflegenden die Unterstützung der pflegebedürftigen Person [...] einseitig auf physisch-funktionale Dimensionen von Unabhängigkeit ausgerichtet war. [...] In der willentlich-emotionalen Dimension von Unabhängigkeit und Wohlbefinden der pflegebedürftigen Menschen trug das Pflegeverhalten im Pflegeprozess aber weitgehend zu existentiell belastenden Erfahrungen bei. Erfahrungen wie ›ausgeliefert sein‹ und als ›Person ganz abhängig zu sein‹ von anderen Menschen.«* Hier zeigt sich in der Praxis zwar eine hohe Kompetenz in der fördernden Unterstützung bei körperlichen Maßnahmen, zugleich aber eine unzureichende im Bereich der Hilfe zu selbstständigen Entscheidungen, zu emotionalen und willentlichen Prozessen.

In der Bearbeitung des Pflegekonzepts sind hier folgende Fragen zu stellen:

1. Wie wird das Selbstbestimmungsrecht des Betroffenen anerkannt, beachtet und gewürdigt? (Wie wird z.B. damit umgegangen, wenn ein Bewohner sich nicht waschen lassen möchte?)
2. Welche Maßnahmen werden angeboten, um die kognitiven und emotionalen Kompetenzen des Bewohners zu stärken? (Nur Gedächtnistraining oder auch Traning der Entscheidungskompetenz?)
3. Wie werden in der Einrichtung selbstgefährdende Entscheidungen des Betroffenen im Hinblick auf juristische Risikobereiche oder Anforderungen der Qualitätsprüfungen beachtet? Welche Maßnahmen werden unternommen, um für den einzelnen Pflegenden und die Einrichtung Sicherheit zu erzeugen?

4. Kontinuität

Im Rahmen eines gleichbleibend zur Verfügung stehenden Beziehungsprozesses soll der Pflegebedürftige eine fördernde Betreuung erhalten, auf die er sich verlassen kann. Hierunter ist zu verstehen, dass die Beziehungen, die im Pflegeprozess geplanten Maßnahmen sowie die Umsetzung des Pflegeprozesses kontinuierlich gewährleistet sind. Art, Umfang und Qualität der Pflege erreichen so einen höheren Grad an Qualität und geben dem alten Menschen Sicherheit.

Kontinuität bedeutet in diesem Zusammenhang auch eine Kontinuität der Pflegeperson. Ständig wechselnde Pflegende oder eine hohe Anzahl verschiedener Pflege- oder Betreuungspersonen, wie z.B. in der Funktionspflege, sind zur konzeptionellen Ausgestaltung des genannten Modells nicht geeignet.

Die Einrichtung muss sich folgende Fragen stellen:

1. Welches Pflegeorganisationssystem soll gelebt werden? (Geeignet sind Bezugspflegesystem, Primary Nursing oder eine Bezugszuordnung innerhalb einer Bereichspflege)
2. Wie ist der Dienstplan zu gestalten, um Kontinuität zu sichern?
3. Wie lässt sich die Kontinuität pflegerischer, hauswirtschaftlicher und sozial-therapeutisch-aktivierender Leistungen in der Woche, aber auch am Wochenende organsieren? (Beschäftigungs- und Aktivierungsangebote sollten auch am Wochenende stattfinden)
4. Wie lässt sich Kontinuität sichern, wenn innerhalb der Einrichtung segegative Konzepte bestehen und sich ein Bewohner zunehmend demenziell verändert, irgendwann also nicht mehr sinnvoll in seiner Gruppe untergebracht ist?
5. Wie kann sichergestellt werden, dass alle an der Pflege und Versorgung Beteiligten vor dem Beginn ihrer Handlungen die Prozessplanung einsehen, sich im Pflegebericht hinsichtlich aufgetretener Veränderungen oder aktuell entstandener Anforderungen orientieren und ihre Aktivität nach dem vorgeplanten Modus vollziehen?

5. Unabhängigkeit und Wohlbefinden

Diese Kategorie beinhaltet nahezu die Zielsetzung. Durch Förderung der Fähigkeiten soll sowohl für den Pflegebedürftigen wie auch für den Pflegenden ein Höchstmaß an Unabhängigkeit und Wohlbefinden erreicht werden.

Diese Kategorie ist in den letzten Jahren sicherlich nicht immer in einem ausreichendem Maße anerkannt worden. *Krohwinkels* Forderung nach Unabhängigkeit und Wohlbefinden weist deutlich darauf hin, dass der Mensch als individuelles Wesen möglichst weitgehend selbstbestimmt denken, entscheiden und handeln können soll. Mit ihrer Forderung, das Wohlbefinden als Zielkategorie in den Vordergrund zu rücken, eröffnen sich gleich zwei Gedankenbereiche:

Pflege zielt vor allem auf Wohlbefinden, d.h. auf Lebensqualität. Hierbei tritt möglicherweise die Quantität von Versorgungsleistungen in den Hintergrund. Es kommt nicht immer darauf an, ob eine Leistung in ihrer Art und Häufigkeit mit den Vorgaben eines Lehrbuchs übereinstimmt. Angestrebt wird vielmehr eine Leistung, bei der der Mensch in seiner individuellen Besonderheit wahrgenommen wird. Er ist ausgestattet mit biografischen Prägungen, mit individuellen Vorlieben und Abneigungen. Beispiel BMI: Er wird hier nicht mehr zum alleinigen Ziel, sondern dient der Orientierung und Einordnung in Gefährdungspotenziale. Immer aber muss der individuelle BMI oder das selbst gewählte Wohlfühlgewicht eine große Rolle spielen.

Die Einrichtung muss sich hier folgende Fragen stellen:

1. Welchen Stellenwert haben individuelle Entscheidungen und Bedürfnisse des Bewohners, die von standardisierten Vorgaben (einrichtungsinterne Standards, Fachbücher, Richtlinien, Empfehlungen u. a.) abweichen?
2. Welche Leistungen zielen nicht nur auf die Sicherstellung körperlicher Grundbedürfnisse, sondern sichern Unabhängigkeit und Wohlbefinden? (Z.B. sichernde Gärten, Fingerfood, individuelle Schlaf- und Aufstehzeiten)
3. Wie wird das Abweichen von generellen Vorgaben und die hierdurch entstehende Versorgungsqualität in der Einrichtung thematisiert, organisiert und evaluiert? (Z.B. gemeinsame, systemisch durchgeführte Fallbesprechungen, spezifische Anforderungen in der Pflegeprozessplanung und -dokumentation)

5.5.2 Die fünf Teilkonzepte bei Monika Krohwinkel

Krohwinkels Konzept der fördernden Prozesspflege beinhaltet fünf Teilkonzepte:

1. Rahmenmodell
2. Pflegeprozessmodell
3. AEDL-/ABEDL®-Strukturmodell
4. Managementmodell
5. Modell zum reflektierenden Erfahrungslernen (jetzige Bezeichnung Qualitätsentwicklungsmodell)

5.5.2.1 Das AEDL-(ABEDL®)-Strukturmodell

Im Gegensatz zum früher als AEDL-Strukturmodell bezeichnetem System nennt *Krohwinkel* ihre Klassifikationsstruktur nun **ABEDL**®-Modell. Diese Veränderung erzeugte in den vergangenen Monaten erhebliche Verunsicherungen bei Pflegeeinrichtungen, weshalb hier einige Erläuterungen folgen sollen.

Im Konzept von *Krohwinkel* lassen sich grundlegende Gemeinsamkeiten von elf Bereichen mit dem Modell von *Roper, Logan* und *Tierney* (1989), den so genannten Lebensaktivitäten (LA) und *Henderson* (1960, 1966) erkennen.

Im Rahmen des AEDL- wie des **ABEDL**®-Strukturmodells benennt *Krohwinkel* 13 Bereiche, die untereinander in Wechselbeziehung stehen, aber keiner Hierarchie unterliegen. Um den Menschen ganzheitlich zu sehen, muss neben der jeweils einzelnen Betrachtung jeder AEDL auch ihre Auswirkung auf die anderen AEDL-Bereiche berücksichtigt werden.

Kommunizieren können
Sich bewegen können
Vitale Funktionen des Lebens aufrecht erhalten können
Sich pflegen können
Essen und Trinken können
Ausscheiden können
Sich kleiden können
Ruhen, schlafen und sich entspannen können
Sich beschäftigen lernen und sich entwickeln können
Sich als Mann oder Frau fühlen und verhalten können
Für eine sichere und fördernde Umgebung sorgen können
Soziale Bereiche des Lebens sichern und Beziehungen gestalten können
Mit den existenziellen Erfahrungen des Lebens umgehen können

Abb. 7: Die AEDL bei *Monika Krohwinkel*.

Die AEDL »Soziale Beziehungen und Bereiche sichern und gestalten können« wurde insbesondere für Menschen nach einem Krankenhausaufenthalt aufgenommen. Sie hat jedoch auch im Bereich der Altenpflege eine erhebliche Bedeutung, da es nach dem Einzug in die Einrichtung zu einer Gefährdung sozialer Beziehungen kommen kann.

Bereits im AEDL-Modell war der Teilbereich »Soziale Bereiche des Lebens sichern können« enthalten. In einem Interview gab *Krohwinkel* an, dass seit 1993 *»unter dem Begriff »Soziale Bereiche« sowohl die sozialen Beziehungen als auch die eigentlichen sozialen Bereiche gefasst* [sind. Anm. der Verf.], *das heißt, berufliche und materielle Bedingungen der betroffenen Personen, sowie ihre Verantwortung und Verpflichtung gegenüber Personen«* (*Krohwinkel* 2007, S. 220). Diese Bereiche dürfen gemäß ihrer Aussage im Pflegeprozess zwar nicht außer Acht gelassen werden, gehören aber beim Hilfebedarf originär zum Aufgaben- und Verantwortungsbereich der Sozialarbeit. Menschen in pflegerischen Prozessen beim Erhalten, Erlangen und Wiedererlangen sozialer Kontakte und Beziehungen zu unterstützen, liegt, so *Krohwinkel*, im zentralen Interesse der fördernden Prozesspflege.

Insbesondere im Hinblick auf die in der ursprünglichen Fassung von 1993 dargestellte Begründung der AEDL »Soziale Bereiche des Lebens sichern« erscheint die **nachträgliche Begründung des B und die Modifikation zum ABEDL®L-Strukturmodell** nur zum Teil sinnvoll.

Krohwinkel schreibt *»Die AEDL ›Soziale Bereiche sichern‹ mit ihren Einzel-AEDLs (Spezifika) wurde insbesondere im Hinblick auf die Vorbereitung der nachklinischen Situation von Patienten aufgenommen. Hierzu gehören auch die pflegerelevante Anleitung und Beratung der relevanten persönlichen Bezugspersonen (z. B. Angehörige oder Lebenspartner)«* (vgl. *Krohwinkel* 2007, S. 31). Zwar thematisierte *Krohwinkel* in ihren damaligen Ausführungen zu den sozialen Bereichen des Lebens z.B. Bereiche wie *»Beruf, die Unterbringungsmöglichkeit, finanzielle Fragen«* (ebd. S. 116), jedoch werden hier nicht generell andere Bedeutungszuschreibungen wie Beziehungen zur Familie, zu Freunden oder Bekannten, anderen Bewohnern, innerhalb/außerhalb der Einrichtung ausgeschlossen.

Die Einfügung des B begründet *Krohwinkel* damit, dass es im zentralen Interesse der fördernden Prozesspflege liegen muss, *»Menschen in pflegerischen Prozessen beim Erhalten, Erlangen und Wiedererlangen sozialer Kontakte und Beziehungen zu unterstützen«* (*Krohwinkel* 2007, S. 220). Diese Aussage zeigt deutlich *Krohwinkels* starke Ausrichtung am humanistischen Menschenbild. Es muss aber kritisch gefragt werden, ob das Übernehmen des **ABEDL**®-Modells zwingend erforderlich ist. Auch mit der AEDL lässt sich die mit der fördernden Prozesspflege aufgestellte Forderung erfüllen.

Abschließend bleibt festzustellen:

1. Die sozialen Bereiche können sowohl mit dem AEDL- als auch mit dem **ABEDL**®-Modell angeregt und abgebildet werden. Dazu müssen im Pflegekon-

zept, unter der Beschreibung der Pflegeprozessplanung, im Bereich der AEDL soziale Bereiche thematisiert werden. Außerdem muss dargelegt werden, welche Aufgaben hier wahrgenommen werden, wie die Zuständigkeit geregelt ist usw.
2. Im Hinblick auf die Gestaltung einer fördernden Prozesspflege muss in beiden Strukturmodellen hinterfragt und schließlich im Konzept dargelegt werden, welche Bedingungen dem Förderprozess zugrunde liegen. Hier wird ebenfalls in beiden Fällen die Sicherung einer Bezugspersonenpflege, wenigstens für die Prozesssteuerung, erforderlich werden. Auch die Forderung, Angehörige oder andere für den Bewohner wichtigen Menschen zu beachten und in die Versorgung einzubeziehen, wurde bereits vor dem **ABEDL**®-Strukturmodell, spätestens seit Ende der 1990er Jahre, erhoben.
3. Nach Aussage des MDS können Einrichtungen sich entscheiden, welches Strukturmodell sie wählen. Sie sollten ihre Wahl jedoch begründen.
4. Der mit dem B eingefügte spezifische Bereich »Beziehungen sichern und gestalten können« thematisiert die Unterkategorien. Diese können konzeptionell jedoch auch mit den AEDL-Bereichen »Kommunizieren können«, »Soziale Bereiche des Lebens sichern können« oder »Mit den existenziellen Erfahrungen des Lebens umgehen können« erläutert werden. In Tabelle 1 thematisiert *Krohwinkel* verschiedene interkommunikative und intersubjektive Prozesse, die sich ohne Weiteres auch in die bereits vorhandenen AEDL einfügen lassen.

Tabelle 1: Beziehungen sichern und gestalten können. Kategorie mit Subkategorie und Spezifika (vgl. *Krohwinkel* 2007, S. 231).

Beziehungen sichern und gestalten können©
Hierzu benötigt der Mensch Fähigkeiten und Ressourcen, um ...
• **Im Kontakt sein und bleiben zu können** – mit sich – mit anderen
• **Fördernde Kontakte und Beziehungen erhalten, erlangen, wiedererlangen zu können** – mit persönlichen (privaten) Bezugspersonen – mit anderen Bezugspersonen – mit anderen Lebewesen
• **Mit belastenden Kontakten und Beziehungen umgehen zu können** – mit persönlichen (privaten) Bezugspersonen – mit anderen Bezugspersonen – mit anderen Lebewesen

In ihren aktuellen Ausführungen (2007) erläutert *Krohwinkel* den Zusammenhang zwischen der fördernden Prozesspflege und dem A**B**EDL®-Modell. *»Der pflege-*

rische Handlungsprozess im Kontext fördernder Prozesspflege ist darauf ausgerichtet, pflegebedürftige Personen und ihre persönlichen Bezugspersonen auch in ihren Beziehungen zu unterstützen. Gleich in welchem Kontext dies geschieht, ist es zunächst erforderlich, im Rahmen von Pflegeanamnese und Pflegediagnose mit den Beteiligten die Art der für sie relevanten Beziehungen zu klären« (*Krohwinkel* 2007, S. 231).

Fazit: Es ist eher die Frage, wie dieser spezielle AEDL-Bereich definiert und interpretiert wird. Ohne eine differenzierte und normativ begrenzende Aussage bleibt es der Einrichtung überlassen, das jeweilige AEDL zu ergänzen, zu definieren und entsprechend konzeptionell zu bearbeiten.

Krohwinkel hat das Hauptproblem, das sich in der Praxis in der Gestaltung der fördernden Prozesspflege zeigt, mehr als deutlich erkannt und benannt: Ohne eine pflegerische Bezugsperson (= B) kann eine fördernde Prozesspflege niemals geplant, organisiert, durchgeführt oder angemessen evaluiert werden. Ihre Forderung, eine entsprechende Beziehungssituation zu gestalten, ist daher ausgesprochen wichtig. So sollten die Einrichtungen, die auch weiterhin beim AEDL-Strukturmodell bleiben wollen, eine angemessene Beziehungssituation organisieren und konzeptionell geeignete Organisationsformen und Strategien planen.

Die AEDL »Mit existenziellen Erfahrungen des Lebens umgehen« verweist darauf, dass Erfahrungen aus Vergangenheit und Gegenwart eine Bedeutung für die empfundene Sicherheit haben können. Damit bekommt das individuelle Leben, die Prägung dieses Menschen in seiner individuellen Biografie eine neue Bedeutung.

Die Besonderheit der 13. AEDL: Mit existenziellen Erfahrungen des Lebens umgehen

Dieser 13. Bereich wurde von 1984 bis 1988 von *Krohwinkel* entwickelt (vgl. *Sander*; *Schneider* 2001).

In dem mehrfach erwähnten Interview bezeichnete *Krohwinkel* die Phänomenologie als die zweite theoretische Grundlage der fördernden Prozesspflege. Hierzu gehört die Grundeinstellung, dass der Mensch die Wirklichkeit zwar als real annimmt (er glaubt, dass die Welt so ist, wie er sie wahrnimmt), diese aber letztlich von ihm selbst im Zusammenhang mit Erfahrung subjektiv konstruiert wird. Dies bedeutet: Der Mensch hat bereits immer Erfahrungen gemacht. *Krohwinkel* unterteilt die existenziellen Erfahrungen in drei Bereiche (siehe Tabelle 2).

Der alte Mensch hat in seinem Leben eine Reihe von Erfahrungen sammeln können, die positive, negative oder sowohl positive wie negative Auswirkungen hatten. Diese Erfahrungen werden sich auf sein Erleben in jeweils ähnlichen Situationen auswirken.

Tabelle 2: ABEDL®-Kategorie »Mit existenziellen Erfahrungen des Lebens umgehen können: Kategorie mit Subkategorie und Spezifika (vgl. *Krohwinkel* 2007, S. 233). Inhaltlich passt diese Tabelle auch zum AEDL-Stukturmodell.

Mit existenziellen Erfahrungen des Lebens umgehen können (III) (Beispiele)	
Hierzu benötigt der Mensch Fähigkeiten und Ressourcen, um ...	
• **Fördernde Erfahrungen machen zu können** **Unabhängig sein ... und ...**	**sich wohl befinden**
– im Denken – im Wollen – im Entscheiden und Verantworten – in der Emotionalität und im Ausdruck von Gefühlen – im Handeln	Wertschätzung, Achtung, Respekt erfahren Sicher sein Vertrauen Zuwendung/Liebe erfahren Sich zugehörig fühlen Geborgenheit erfahren Für Andere da sein/Gutes tun Sich freuen Hoffen Glauben Zuversicht erfahren
Sinn finden	
• **Mit belastenden und gefährdenden Erfahrungen umgehen zu können** **Unter Abhängigkeit leiden ... und ...**	**sich hilflos fühlen**
– im Denken – im Wollen – im Entscheiden – im Verantworten – in der Emotionalität – im Ausdruck von Gefühlen – im Handeln	Nichtachtung, Geringschätzung erleben Unter Ungewissheit leiden Angst haben/in Angst sein Sich sorgen Unter Unruhe leiden Isoliert sein, einsam sein Kraftlos sein Sich ekeln Sich schämen Unter Langeweile leiden Schmerzen haben/unter Schmerzen leiden Trennung/Verlust erfahren Hoffnung verlieren
• **Erfahrungen, die die Existenz fördern oder gefährden, unterscheiden können** Hierzu gehören auch kulturgebundene Erfahrungen, wie Weltanschauung, Werte, Glaube und Religionsausübung	
• **Lebensgeschichtliche Erfahrungen einbeziehen können** – fördernde Erfahrungen – belastende/gefährdende Erfahrungen – Erfahrungen im Zusammenhang mit sozialen Kontakten und Beziehungen – Erfahrungen im Zusammenhang mit Lebensaktivitäten	

Erfahrungen aus früheren oder aktuellen Situationen können die Zufriedenheit, das psychische Wohlbefinden und auch die körperliche Verfasstheit beeinflussen. Damit sind sie als bewohnerbezogene, individuelle Faktoren zu erfassen und in der Pflege zu berücksichtigen. *»Auch wenn das 13. AEDL mit in die Lebensaktivitäten eingeordnet wird, so nimmt das AEDL »Mit existentiellen Erfahrungen des Lebens umgehen können« je nachdem, ob es fördernd, gefährdend oder sowohl fördernd als auch gefährdend sein kann, einen nicht zu unterschätzenden Einfluss auf alle weiteren AEDL ein«* (vgl. *Sander; Schneider* 2001:30).

Erfahrungen können also in allen AEDL-Bereichen vorliegen. Bereits bei der Erhebung der Pflegeanamnese kann der Bewohner (oder seine Angehörige) nach Erfahrungen zu den jeweiligen Lebensaktivitäten befragt werden. Insbesondere solche, die existenzfördernd sind, werden als wichtige Informationen in den Pflegeplan eingearbeitet.
Wenn ein Mensch in einem AEDL-Bereich nicht mehr selbstständig ist, können folgende Fragen hilfreich sein:

- *»Haben Sie ein solches Problem früher schon einmal gehabt? Wenn ja, was haben Sie getan, um sich zu helfen oder das Problem zu verkleinern?«*
- *»Wie haben Sie das Problem damals empfunden? Was hat es für Sie bedeutet?«*
- *»Was hat Ihnen damals geholfen oder gut getan?«*
- *»Welche Erfahrungen machen Sie aktuell/akut mit dieser Situation?«*

Diese Fragen erfassen die existenziellen Erfahrungen aus der Vergangenheit. Um die aktuellen zu erheben, können folgende Fragen sinnvoll sein:

- *»Wie empfinden Sie die vorliegende Einschränkungen jetzt?«*
- *»Was bereitet Ihnen Angst dabei?«*
- *»Welche Maßnahmen würden Sie als hilfreich empfinden?«*

Selbstverständlich kann der Bewohner auch neue Erfahrungen machen. So lange der Mensch lebt, bleibt er entwicklungsfähig. Innerhalb der Evaluation wird z. B. überprüft, ob sich neue Erfahrungen eingestellt haben, ob der Betroffene Angebote annehmen möchte, die er bislang nicht kannte, die ihm aber vielleicht neue Erfahrungen bringen können.

Bei Menschen, die nicht mehr vollständig oder adäquat kommunizieren können, wird die empathische Beobachtung des Betroffenen, das heißt das sichtbare Erleben in einer Situation besonders wichtig. Maßnahmen, die getroffen werden, müssen hinsichtlich ihrer Wirkungsweise evaluiert werden. Hier zeigt sich die besondere pflegerische Kompetenz, die Pflegende im Umgang mit Dementen benötigen.

Eine empathische, detaillierte Beobachtung und die anschließende Evaluation des Pflegeprozesses kann nur gelingen, wenn die Pflegeperson im Rahmen einer intensiven Beziehungsarbeit wirklich nachvollziehen und erkennen kann, ob eine Maßnahme z. B. vom Bewohner gewünscht wird, Wohlbefinden erzeugt oder eher Unbehagen und folglich Abwehr.

Werden diese Erfahrungen in den Pflegeplan integriert, können sie sich sicherheitsvermittelnd und existenzfördernd auswirken. Die Routine in der Alteneinrichtung sowie standardisierte Prozesse haben sich daher immer auch am Erfahrungshorizont und an der subjektiven Einschätzung des Bewohners zu orientieren. Pflegerische Maßnahmen zielen hierbei immer auf Unabhängigkeit und Wohlbefinden und Lebensqualität ab.

Insbesondere in Einrichtungen, die sich in den kommenden Jahren der Palliativpflege widmen möchten, muss dieser Bereich auch konzeptionell bearbeitet werden. Gemäß dem Grundsatz der Palliativpflege »Nicht dem Leben Tage gegeben, sondern den Tagen Leben geben« sind in der entsprechenden Konzeption Angaben dazu nötig, wie dies denn erreicht werden soll.

Soziale Beziehungen und Bereiche sichern und gestalten können
Da der in die Einrichtung kommende Mensch jeweils aus seinem gewohnten Umfeld herausgelöst wird und die Gefahr der Zerstörung (oder Erschwerung der Aufrechterhaltung) sozialer Verbindungen besteht, hat diese AEDL gerade in der stationären Altenpflege oder in der Phase nach einem klinischen Aufenthalt große Bedeutung. Die Sicherung und Gestaltung noch vorhandener oder die Schaffung neuer sozialer Beziehungen ist für den alten Menschen nach seinem Einzug in das Heim notwendig. Entsprechend dem humanistischen Menschenbild, das auch bei *Krohwinkel* Grund legend ist, wurde bereits 1964 durch *Bugenthal* folgendes Prinzip formuliert: *»Das menschliche Existieren vollzieht sich in menschlichen Zusammenhängen, d. h. die Einzigartigkeit des Menschen drückt sich z. B. darin aus, dass seine Existenz immer an zwischenmenschliche Beziehungen gebunden ist«* (vgl. *Bugenthal* 1964, in: *Quittmann* 1996).

Die Einbindung der Angehörigen, noch vorhandener Freunde oder Bekannter und die Förderung dieser Kontakte ist für den pflegebedürftigen alten Menschen eine Schnittstelle zu seiner Vergangenheit, die die Gegenwart und das Dasein in der Einrichtung erleichtert. Vorhandene soziale Beziehungen sind zu fördern und zu erhalten; neue sind, wenn der Bewohner dies wünscht, aufzubauen. In einem Pflegekonzept sollte sich somit auch die Angehörigenarbeit bzw. die soziale Betreuung wiederfinden.

Diese beiden knappen Informationen zum Pflegemodell von *Monika Krohwinkel* können dieses in seiner Gesamtheit nicht darstellen und erklären. Weiterführende Literatur findet sich im Literaturverzeichnis.

5.5.2.2 Das Rahmenmodell bei Krohwinkel

In *Krohwinkels* Rahmenmodell finden sich Erklärungen zu drei übergeordneten Aspekten der Pflege. *»Hierbei handelt es sich um das pflegerische Interesse, d.h. den Gegenstand der pflegerischen Handlungen, mit Einflussfaktoren wie Lebens- und Entwicklungsprozessen, Umgebung und Lebensverhältnissen, Gesundheits- und Krankheitsprozessen oder Diagnostik und Therapie, sowie damit zusammenhängende (externe) Ressourcen und Defizite«* (vgl. *Krohwinkel* 1998:137).

Der alte Mensch wird hier als ein durch Erfahrungen geprägtes Lebewesen gesehen. Er hat Anspruch auf eine Berücksichtigung und Integration seiner Erfahrungen im Pflegeprozess.
Krohwinkel beschreibt die drei übergeordnete Bereiche, die Einfluss auf die Pflege haben, folgendermaßen:

- **Das primäre pflegerische Interesse**: Das Interesse des Pflegenden richtet sich auf die betroffene Person mit ihren Fähigkeiten, Bedürfnissen und Problemen in der selbstständigen Ausführung der AEDL.
- **Die primäre pflegerische Zielsetzung:** Hier sind die Fähigkeiten des Pflegebedürftigen und die der persönlichen Bezugsperson zur Gestaltung und Realisierung von Unabhängigkeit, Wohlbefinden und Lebensqualität gemeint. Die pflegerische Zielsetzung ist *nach Krohwinkel* (2007, S. 215) ausgerichtet auf, *»erhalten, erlangen, wiedererlangen von Fähigkeiten und Ressourcen zur Realisierung und Gestaltung von Unabhängigkeit und Wohlbefinden in A[B]EDLs.«*
- **Die primäre pflegerische Hilfeleistung:** Die fördernde Kommunikation der Pflegenden mit dem Betroffenen und seiner Bezugsperson sowie Anleitung, Beratung und individuelle Unterstützung fällt in diesen Bereich (s. Abbildung 8).

Während in der ursprünglichen Konzeption des Rahmenmodells hier die Begriffe *»für die Person handeln, sie führen und leiten, für eine die Entwicklung fördernde Umgebung sorgen, die Person unterstützen und fördern, sie anleiten, beraten, unterrichten«* stehen (vgl. *Krohwinkel* 2007, S.34), finden sich im aktualisierten Modell des ABEDL®-Strukturmodells *»mit den Personen fördernd kommunizieren, sie unterstützen, sie anleiten, sie beaufsichtigen, sie informieren und beraten, sie begleiten, in ihrem Sinne handeln«* (vgl. ebd., S. 215). Dies zeigt eine enorme Veränderung.

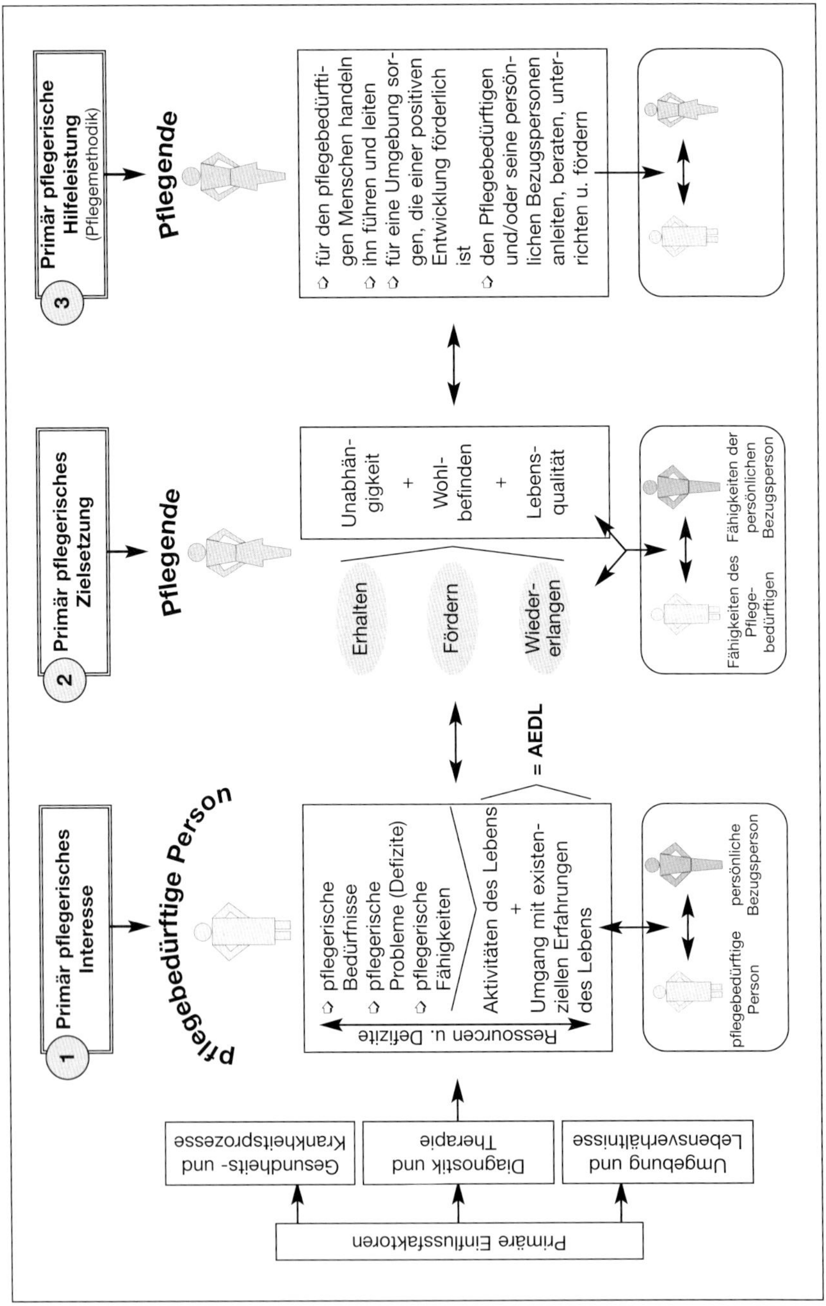

Abb. 8: Die einzelnen Bereiche und ihre interaktive Verknüpfung im Rahmenmodell nach *Krohwinkel* (vgl. *Sander* et al. 2001).

Nach meiner Ansicht verlässt *Krohwinkel* hier ihre zunächst stark durch das Krankenhaus geprägte Sichtweise, in der die Pflegeperson noch eine stark richtungsweisende Funktion hatte (»für die Person handeln, sie führen und leiten, sie unterrichten«). Nun wird der Betroffene stärker hervorgehoben. An ihm sind die Prozesse auszurichten. (»unterstützen, anleiten, beaufsichtigen, beraten, begleiten, in ihrem Sinne handeln«). Pflege wird hier vom Bewohner aus organisiert, sein Wohl und Wille haben eine hohe Priorität.

Krohwinkel hebt auch die Entwicklung des Menschen deutlicher hervor. Dies betrifft die Gesundheits- und Krankheitssituation in einem kontinuierlichen Lebens- und Entwicklungsprozess. Die hier entstehenden Ressourcen und Probleme werden nun jeweils im Hinblick auf die aktuelle Situation des Bewohners beachtet. Ihre Auswirkungen auf die Fähigkeiten, Probleme und Bedürfnisse werden thematisiert und daraus die primäre pflegerische Zielsetzung abgeleitet. Pflegerische Handlungen zielen auf situationsspezifische, sich am Entwicklungs- und Lebenszustand des betroffenen Menschen auszurichtenden Zielsetzungen.

Das Rahmenmodell eignet sich in der neuen Konzeption ausdrücklich auch für den palliativen Bereich.

Die Kernaussage der fördernden Prozesspflege:
»Lebens- und Entwicklungsprozesse, Krankheits- und Gesundheitsprozesse, unter Umständen das Leben selbst, hängen ab von den Fähigkeiten und Ressourcen des Menschen, die es ihm ermöglichen:

- Lebensaktivit äten zu realisieren
- Soziale Beziehungen und Bereiche zu sichern und zu gestalten
- Mit existenziellen Erfahrungen des Lebens umgehen und sich dabei entwickeln können« (*Krohwinkel* 2007, S. 220).

Stets steht bei *Krohwinkel* der betroffene Mensch im Vordergrund. Seine Bedürfnisse, Pflegeprobleme und Fähigkeiten werden unter Berücksichtigung der existenziellen Erfahrungen des täglichen Lebens zum Ausgangspunkt der Pflege. Pflegende planen und steuern den Pflegeprozess unter folgender Zielsetzung: Erhaltung, Förderung und Wiedererlangung von Unabhängigkeit, Wohlbefinden und Lebensqualität. Die Fähigkeiten des Betroffenen zur Eigenaktivität werden berücksichtigt. Auch bei der primären pflegerischen Hilfeleistung unterscheidet *Krohwinkel* verschiedene Aktivitätsgrade, die von der Übernahme bis hin zur Beratung, Anleitung und Förderung variieren.

5.5.2.3 Das Pflegeprozessmodell bei Krohwinkel

Das Pflegeprozessmodell beinhaltet vier Phasen, die einen *»individuellen Problemlösungs- und Beziehungsprozess«, der zyklisch angelegt ist, ermöglichen«* (vgl. *Krohwinkel* 1993:28).

Tabelle 3: Die vier Phasen des Pflegeprozesmodells nach Krohwinkel.

1. Phase	Erhebung	Pflegeanamnese und Pflegediagnose
2. Phase	Planung	Pflegeziele und Maßnahmen
3. Phase	Durchführung	Kreative Umsetzung der Pflegeplanung
4. Phase	Auswertung	Evaluation vor dem Hintergrund einer Soll-Ist-Analyse und Feedback

Dieses Vierphasenmodell ähnelt dem Pflegeprozessmodell der WHO, beschränkt sich durch Zusammenfassung von Punkten aber auf lediglich vier statt sechs (WHO) Phasen.

Die erste Phase legt das Fundament für die Planung und Durchführung der weiteren Pflege. Neben der Informationssammlung beinhaltet diese Phase das Erkennen und Beschreiben von pflegerelevanten Fähigkeiten, Bedürfnissen und Problemen. Die begründete und fachkompetente Maßnahmenplanung in Phase zwei beinhaltet die Auswahl geeigneter Maßnahmen sowie die Planung einer effizienten Umsetzung.
In Phase drei steht die fachgerechte Durchführung der geplanten Maßnahmen im Vordergrund. Eine entsprechende Qualifikation und verantwortungsbewusstes Handeln der Pflegenden sind Grundvoraussetzung für diesen Prozessschritt. In der vierten Phase wird die Wirksamkeit des Pflegeprozesses überprüft und bewertet. In diesem Prozessschritt wird eine Anknüpfung an die erste Phase genommen und ggf. Änderungen der Problem-, Fähigkeiten-, Ziel- oder Maßnahmenplanung vorgenommen. Es handelt sich hierbei also um einen Kreis ohne Ende, so lange der Pflegebedürftige der Pflege und Betreuung bedarf. Für die Zukunft wäre hier der Einsatz und die Entwicklung spezieller Assessmentbögen sinnvoll.
In allen Phasen, die sich immer wiederholen, müssen (entsprechend der Abbildung 9) Hauptaufgaben und Verantwortungen im Bereich der

I direkten Pflege
II Pflegedokumentation
III Pflegeorganisation und Koordination

wahrgenommen werden.

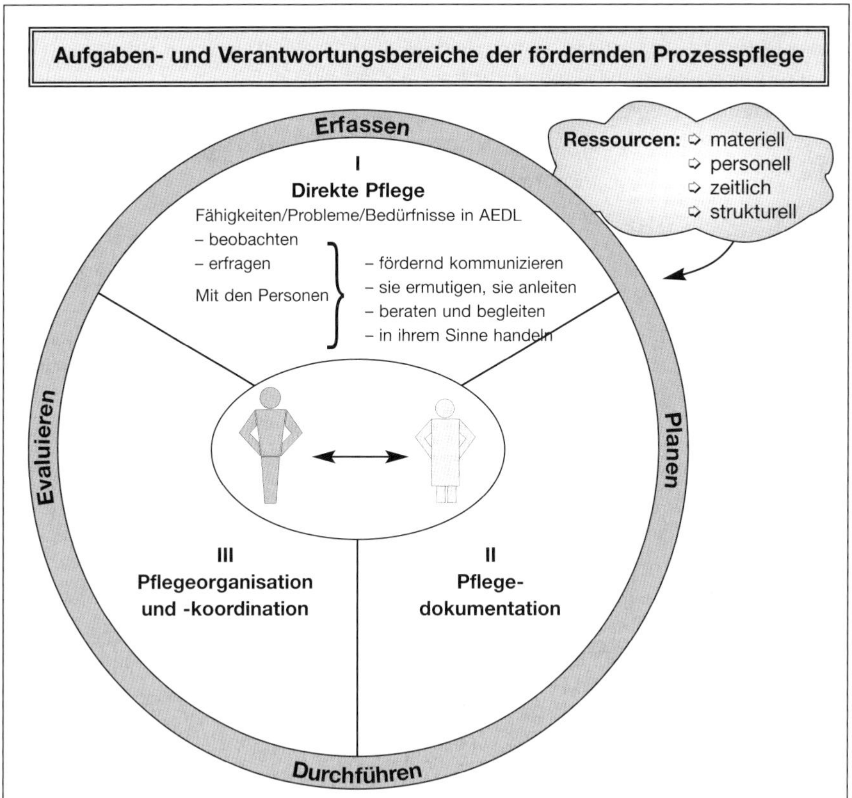

pflegerische Aufgaben ➪ eigenständig	pflegerische Aufgaben ➪ nach Anordnung	pflegerische Aufgaben ➪ berufsübergreifend
I. Direkte Pflege II. Pflegedokumentation III. Pflegeorganisation und Koordination	IV. Mitarbeit bei Diagnostik und Therapie	V. Kooperation mit anderen Berufsgruppen

Abb. 9: Pflegeprozessmodell.

5.5.2.4 Das Managementmodell bei Krohwinkel

»Personenorientierte Pflege erfordert immer auch ein entsprechendes personenorientiertes Management! – Pflegemanagement ist hierbei als ein Teilsystem des Gesamtmanagementsystems einer Einrichtung, einer Institution im Gesundheitswesen zu betrachten. Ensprechend der jeweils übergeordneten Ziele des Gesamtsystems ist es erforderlich, dass jedes Teilsystem klar seine Hauptaufgaben und

Verantwortungsbereiche zur Zielerreichung herausarbeitet und aushandelt« (*Krohwinkel* 2007, S. 241).

Also müssen in den folgenden Konzeptbereichen immer auch die von *Krohwinkel* geforderten Hauptaufgaben, Verantwortungsbereiche und Zielsetzungen beschrieben werden.

Krohwinkel weist darauf hin, dass bei der Umsetzung eines ganzheitlich-rehabilitierenden Pflegeprozesses zeitliche, personelle und strukturelle Ressourcen erforderlich sind. Sie unterscheidet die pflegerischen Leistungen in drei Hauptaufgaben: (1) direkte Pflege, (2) Pflegedokumentation und (3) Pflegeorganisation. Sie stellt auch die Schnittstellenbereiche in den Mittelpunkt der Überlegungen und bezeichnet die Auseinandersetzung und Kooperation mit den jeweils anderen Berufsgruppen als berufsübergreifende pflegerische Aufgaben. Hier wird deutlich, dass eine ganzheitliche Pflege nicht per Zufall entsteht, sondern der Organisation, der Kooperation und Kommunikation bedarf. Regelungen der Pflege, die dem Zufall überlassen bleiben, werden demnach nicht zum angestrebten Ergebnis führen können oder erreichen dies lediglich zufällig (was im Wiederholungsfall nicht reproduzierbar wäre).

Hieraus lassen sich folgende Forderungen für die tägliche Praxis in einer Altenpflegeeinrichtung ableiten:
Zur Pflege gehört die direkte Pflege, die Pflegedokumentation und die Pflegeorganisation und Koordination (= eigenständige pflegerische Aufgaben).
Zur Pflege gehört die Mitarbeit bei Diagnostik und Therapie (= pflegerische Aufgaben nach Anordnung).
Zur Pflege gehört die Kooperation mit anderen Berufsgruppen (= berufsübergreifende pflegerische Aufgaben). Siehe hierzu Abbildung 7.

Um eine möglichst hohe Effektivität in der Gestaltung und Umsetzung dieser Aufgaben zu ermöglichen, können folgende Aktivitäten als notwendig bezeichnet werden:

- Pflege muss geplant werden.
- Pflegerische Einzelleistungen müssen geplant und beschrieben werden, damit sie für alle Teammitglieder nachvollziehbar sind.
- Die verschiedenen Leistungen müssen koordiniert und Zuständigkeiten festgelegt werden.
- Zur Informationsweitergabe müssen mündliche und schriftliche Kommunikationsformen genutzt werden.
- Pflege muss immer wieder neu überprüft (evaluiert) und ggf. modifiziert werden.

5.5.2.5 Das Modell zum reflektierenden Erfahrungslernen bei Krohwinkel im AEDL-System

Durch die Anwendung eines mit den Zielen und Schritten des Pflegeprozesses kongruenten Regelkreises kommt es bei *Krohwinkel* zum sogenannten Erfahrungslernen. *»Der Ausgangspunkt des Lernens setzt in der Regel an den Erfahrungen der Pflegenden bzw. an einer konkreten Pflegesituation an. Der nächste Schritt besteht in der theoretischen Reflexion bzw. Diskussion der evaluierten Erfahrung«* (vgl. *Krohwinkel* 1993:227 f.; zit. n. *Sander; Schneider* 2001:30).

Dieses Erfahrungslernen (siehe Abbildung 10) ist sinnvoll, weil die Erkenntnisse des Analyseschrittes zu einem neuen Problembewusstsein führen können, das vielleicht zu neuen Handlungen anregt. Diese veränderten Handlungen werden überprüft und bei Eignung ggf. in das Handlungsrepertoire der Pflegenden übernommen. *Krohwinkel* geht davon aus, dass eine solche Synthese von Erfahrung und Theorie auf Dauer ein verändertes Pflegeverständnis erzeugen und zu neuen Pflegekonzepten führen.

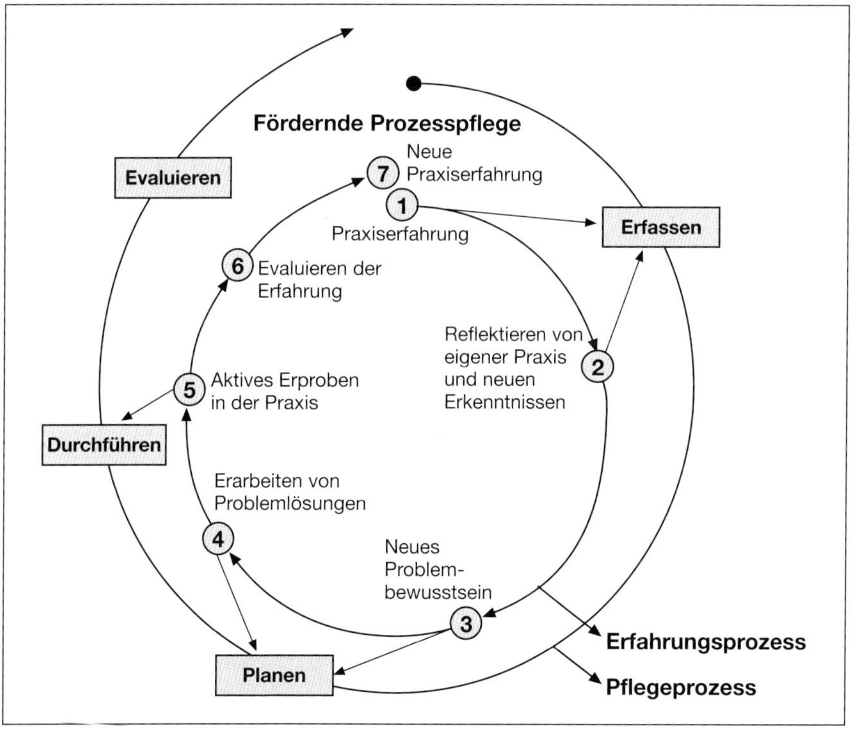

Abb. 10: Das Modell zum reflektierenden Erfahrungslernen (vgl. *Sander* et al. 2001).

5.5.2.6 Das Qualitätsentwicklungsmodell im ABEDL®-System

Das Qualitätsentwicklungsmodell stellt sich als eine Weiterentwicklung dar. Im Wesentlichen zeigt es jedoch nur den ohnehin sich stets wiederholenden Ablauf der Pflegeprozessplanung. Es hebt hierbei aber die erforderlichen Rahmenbedingungen deutlich hervor, wie etwa zeitliche, personelle und materielle Ressourcen.

Krohwinkel zeigt hier auch die weiteren Aufgaben der Pflege auf, die das zeitliche Gesamtkontingent einer Pflegekraft belasten und die dafür verantwortlich sind, dass diese Zeit nicht dem Bewohner, dessen Pflege, Betreuung und Versorgung gewidmet werden kann.

5.5.3 Zusammenfassung

- Das Pflegekonzept von *Krohwinkel* besteht in der ersten Fassung aus fünf Teilkonzepten (Rahmenmodell, Pflegeprozessmodell, AEDL-Strukturmodell, Managementmodell und Modell zum reflektierenden Erfahrungslernen). In der überarbeiteten ABEDL®-Fassung besteht es aus dem Rahmenmodell, dem Pflegeprozessmodell, dem ABEDL®-Strukturmodell, dem Managementmodell und dem Qualitätsentwicklungsmodell.
- Die fördernde Prozesspflege steht im Vordergrund aller Entscheidungen und Handlungen von Pflegenden.
- Die umfassende Erhebung der individuellen Situation des pflegebedürftigen Menschen bezieht nicht nur seine aktuellen Bedürfnisse, Probleme und Fähigkeiten ein, sondern berücksichtigt auch die vergangene und aktuelle Erfahrungen und die Möglichkeit, neue Erfahrungen machen zu können.
- Alle Handlungen werden prozesshaft geplant und durchgeführt. Sie bedürfen einer ständigen Evaluation sowie ggf. der Anpassung an das aktuelle Geschehen. Das Wohlbefinden und die autonomen Entscheidungen und Handlungen des Bewohners haben oberste Priorität.
- Es wird eine Kongruenz (Übereinstimmung) zwischen der Achtung körperlicher Bedürfnisse und geistig-seelischer, bzw. emotionaler Bedürfnisse angestrebt. Pflege zielt damit nicht allein auf »satt, sicher, sauber«.
- Pflege muss geplant gestaltet und organisiert durchgeführt werden. Hierfür sind organisatorische, strukturelle, personelle und zeitliche Rahmenbedingungen zu schaffen.
- Die Zielsetzungen pflegerischer Handlungen richten sich immer nach den aktuellen, durch den Bewohner bestimmten Ressourcen, Problemen und seinen Zielen. Sie werden auch bestimmt durch die Lebenssituation, die

►

Krankheits- und Gesundheitssituation sowie durch die je individuelle Entwicklung des Menschen.
- Der Pflegeprozess wird als Beziehungsprozess gestaltet, in dem die pflegebedürftige Person und der zu pflegende Mensch gleichberechtigt sind.

Diese Anliegen müssen sich in den einzelnen Punkten im Pflegekonzept wiederfinden und später auch in der täglichen Praxis ablesbar werden. Nähere Informationen, insbesondere zu den Veränderungen des Pflegemodells der fördernden Prozesspflege, finden sich z. B. in den beiden Veröffentlichungen Die Schwester/Der Pfleger 10/2006: S. 804–808; 11/2006: S. 908–912 sowie in dem Buch *»Rehabilitierende Prozesspflege am Beispiel von Apoplexiekranken. Fördernde Prozesspflege als System«,* 2. Auflage (Huber 2007)

Im Folgenden wird auf die Aspekte zur Gestaltung einzelner Konzeptteile eingegangen. Der Rahmen ist immer das Pflegemodell der fördernden Prozesspflege nach *Krohwinkel.*

5.6 Konzept der betreuungsbeeinflussenden Faktoren: Management

Zahlreiche Faktoren beeinflussen die Qualität der Pflege. Hierzu zählen z. B. alle Pflege ergänzenden Prozesse und Faktoren. Für zahlreiche Pflege begleitende oder Pflege ergänzende Aktivitäten sind andere Berufsgruppen zuständig. Auf Grund der jeweils spezifischen Ausbildung einer Berufsgruppe und im Rahmen des dort abgegrenzten Teams sind möglicherweise andere Schwerpunkte im Versorgungskonzept gesetzt worden, als bei der Pflege. Diese so genannten berufsübergreifenden Tätigkeiten oder auch Schnittstellen bedeuten immer eine Gefahr, da es genau an diesem Punkt zum Abdriften des Gesamtprozesses von der eigenen Prozess- und Zielplanung kommen kann.

Bei einer angemessenen Versorgung eines Bewohners mit Schluckstörungen sind z. B. nicht mehr nur die Mitarbeiter der Pflege beteiligt. Auch die Hauswirtschaft leistet ihren Teil im Gesamtversorgungskonzept und muss hier eine angemessene Ernährung liefern. Mitarbeiter der Sozialen Betreuung sind ggf. im Rahmen von Frühstücksgruppen oder Esstrainings an diesem Prozess beteiligt.

Bei der Aufnahme eines Bewohners ist neben den Pflegenden der Sozialdienst und die Verwaltung am Prozess beteiligt. Auch hier bedarf es der Vernetzung der jeweiligen Berufsgruppen.

Erst die Zusammenarbeit aller Gruppen wird für ein möglichst gutes Ergebnis sorgen können.

Innerhalb des Pflegekonzeptes sind daher immer folgende Fragen zu stellen:
- Gibt es ein übergeordnetes, diese drei Berufsgruppen vernetzendes Pflege- und Betreuungskonzept oder liegen eher drei Einzelteile vor, in denen aber jeweils Hinweise zu den Schnittstellen vorhanden sind?
- Wie und bei welchen Prozessen arbeiten die einzelnen Berufsgruppen zusammen? (Gibt es z. B. gemeinsame Besprechungen, Konzepte z. B. im Rahmen der Ernährung oder der Sozialen Betreuung?)
- Wer trägt die Gesamt-/Organisationsverantwortung für den Prozess?
- Wie zeigt sich die Abhängigkeit der einzelnen Berufsgruppen untereinander im Organigramm?
- Wer ist für die einzelnen Aufgabenbereiche zuständig?
- Wie wird die im Pflegemodell der fördernden Prozesspflege angestrebte Beziehung organisiert? Gibt es Bezugspersonen? Wird nach dem System des Primary Nursing gearbeitet?
- Welche Ressourcen stehen zur Erfüllung entsprechender Aufgaben zur Verfügung?

Wichtig!
In vielen Einrichtungen arbeiten die drei großen Berufsgruppen »Pflege«, »Soziale Betreuung« und »Hauswirtschaft« ohne Vernetzung. Hier werden Ressourcen nicht sinnvoll genutzt und mögliche Synergien verschwendet. Diesem Punkt sollte im Bereich der Konzepzentwicklung wirklich Beachtung geschenkt werden, da die Optimierung der Zusammenarbeit zu einer erhblichen Qualitätssteigerung (nicht nur auf dem Papier) führt.

5.6.1 Management der Heimaufnahme

Die Entscheidung für den Umzug und der tatsächliche Umzug in ein »Heim« ist für den Menschen eine entscheidende Veränderung seiner Lebenssituation. Viele Bewohner sind sich bewusst, dass dies ggf. der letzte Umzug sein wird; dass sie von nun an nicht mehr immer selbst entscheiden werden können, wann und was sie tun wollen. Für manchen Bewohner bedeutet der Umzug auch die Erkenntnis, auf Hilfe angewiesen zu sein, das Leben nicht mehr allein bewältigen zu können.

Diese gravierende Veränderung in der Lebenssituation erfordert eine einfühlsame Annahme des Bewohners. Vertrauen muss aufgebaut werden, um erkennen zu können, wie der Betroffene die neue Situation empfindet, wo er Hilfe benötigt, wo aber auch Ressourcen vorhanden sind, die weiter aktiviert werden können. Dieses alles erfahren die Pflegenden nicht per Zufall. Ein der Heimaufnahme vorangehendes Gespräch kann helfen, dem Bewohner das Gefühl zu geben: *»Sie sind uns wichtig und Sie werden bei uns mit Ihren Bedürfnissen wahrgenommen.«*
Der Punkt »Heimaufnahme« sollte im Pflegekonzept festgehalten werden. Hier wird erläutert wie, durch wen und wann die Heimaufnahme vorbereitet oder organisiert wird. Auch das Ziel des Heimaufnahmegesprächs und ggf. hierzu eingesetzte Strukturstandards (z. B. Checkliste) können angegeben werden.

Folgende Fragen sind zu klären:

- **Wie** sehen wir den alten Menschen in dieser Situation. Welche Annahmen regulieren unser Verhalten?
- **Wozu** wird das Heimaufnahmegespräch geführt? Auch die Frage der Zielsetzung sollte im Pflegekonzept geklärt werden. Geht es beim Heimaufnahmegespräch eher darum, finanzielle Gegebenheiten zu klären, z. B. die voraussichtliche Pflegestufe zu erkennen (damit der Bewohner mit seiner Eingruppierung in das Finanzierungskonzept des Heimes passt), oder ist es das Anliegen der Mitarbeiter der Einrichtung, den Bewohner möglichst schnell und umfassend mit seinen individuellen Wünschen, Bedürfnissen, Ressourcen und Problemen annehmen und eine dementsprechende Pflege und Betreuung anbieten zu können? Entsprechend der vorhandenen Zielsetzung wird auch die zum Aufnahmegespräch verwendete Checkliste aussehen.
- **Was** sind Inhalte des Heimaufnahmegesprächs? Steht die ausschließliche Aufnahme bewohnerspezifischer Daten im Vordergrund oder soll ein gegenseitiger Informationsaustausch und der Aufbau einer beidseitigen Vertrauensbasis erreicht werden?
- **Wann** wird die Heimaufnahme organisiert und durchgeführt? Findet z. B. ein Aufnahmevorbereitungsgespräch bereits vor der Aufnahme in der Einrichtung statt, oder wird dem Bewohner und seinen Angehörigen erst zum Zeitpunkt der Heimaufnahme ein Gespräch ermöglicht? (Ein der Heimaufnahme vorangehendes Gespräch, z. B. in der eigenen häuslichen

▶

Umgebung des Betroffenen, d.h. in seinem Zuhause oder im Krankenhaus, kann als Qualitätskriterium gewertet werden. Hierbei können vor der Heimaufnahme bereits Vorbereitungen getroffen werden, die dem alten Menschen ein »Sich-wohlfühlen-können« oder ein »Zuhause-sein« ermöglichen).

- **Welche** Möglichkeiten werden dem alten Menschen gegeben, um sich einzubringen, um individuelle Bedürfnisse und Fragen anzusprechen?
- **Womit** oder **wie** wird die Heimaufnahme geregelt? Wird ein Standardfragebogen eingesetzt, der Fragen nach der Biografie, nach Lebensgewohnheiten, nach vorhandenen und erkennbaren Ressourcen und Problemen in den einzelnen AEDL sowie nach Bewohnerwünschen beinhaltet? Eine andere Möglichkeit wäre ein offenes Gespräch, mit dem Ziel, zunächst einmal Vertrauen zum Bewohner zu gewinnen.
- **Was** muss vorbereitet werden? Welche Unterlagen können bereits vor dem Gespräch zusammengestellt werden? Bekommen die Angehörigen oder der Bewohner ein Informationspaket? Kann dieses vorbereitet werden?
- **Wer** ist zuständig? Wer führt das Heimaufnahmegespräch durch? Es ist von entscheidender Bedeutung, wer das Gespräch mit dem Bewohner und seinen Angehörigen führt. Als besonders geeignet hat sich die Kombination von Sozialdienst-Mitarbeiter und Mitarbeiter der Pflege (möglichst des potenziellen Wohnbereichs) gezeigt.
- Wird bereits in dieser Situation die Beziehung zwischen einer Bezugspflegefachkraft und dem neuen Bewohner angeregt und durch gezielte Aktivitäten unterstützt?
- **Welche** Bedeutung haben die Angehörigen? Wie werden ihre Fragen und Anliegen berücksichtigt?
- Beginnt der Pflegeprozess bereits mit der Heimaufnahme? Werden bereits hier Fragen zu Gewohnheiten, Vorlieben und Abneigungen gestellt?
- **Mit wem** muss kooperiert werden? Gibt es Schnittstellen mit anderen Berufsgruppen im Bereich der Heimaufnahme? Wie sind die Berufsgruppen (Verwaltung, Soziale Betreuung und Pflege) am Prozess der Heimaufnahme beteiligt? Welche Aufgaben gehören zu welchem Bereich?

5.6.2 Management der Aufnahme im Wohnbereich

Ein ähnliches Schlüsselereignis wie die Heimaufnahme ist auch die Aufnahme im Wohnbereich. Die Art und Weise, wie der Bewohner in seinem neuen Lebensumfeld auf- und angenommen wird, beeinflusst die Deutungsmuster der kommenden Tage und Wochen. Fühlt sich der alte Mensch bereits beim Betreten des Wohnbereichs willkommen geheißen und angenommen, wird ihm der Umzug nicht so schwer fallen; er wird der neuen Situation mit mehr Offenheit begegnen können.

»Eigentlich selbstverständlich und doch leider nicht überall üblich, ist eine freundliche Begrüßung und eine ausführliche Information des Bewohners am Tage seines Einzugs. Viel Wert muss auch auf die Gestaltung der Eingewöhnungsphase und auf die Begleitung in dieser Zeit gelegt werden« (vgl. *Leptihn* 2001).

Ein Rundgang durch das Haus, die Vorstellung der wichtigen Mitarbeiter (z. B. Bezugspflegekraft, Servicemitarbeiter) sowie ein Gespräch, in dem der Bewohner seine Fragen äußern kann, helfen bei der ersten Orientierung. Einladend wirkt sich ein Schälchen mit Obst oder eine Flasche Wasser bzw. ein Kännchen Tee oder Kaffee im Zimmer aus.

Bei der Aufnahme im Wohnbereich sind folgende Fragen hilfreich:

- **Wie** sehen wir die Situation des alten Menschen? Was kann sie für ihn bedeuten?
- **Was** sind unsere Ziele bei der Aufnahme im Wohnbereich? Hierbei ist zu hinterfragen, ob die Zielsetzung eine Weiterführung der Ziele des Heimaufnahmegesprächs darstellt. Wenn z. B. der Aufbau der Vertrauensbasis und eine gegenseitige Information gewünscht ist, darf die Aufnahme im Wohnbereich nicht in der Form verlaufen, dass der Bewohner »in sein Zimmer verfrachtet« wird.
- **Wie** gestalten wir diesen ersten Eindruck für den Bewohner? Wenn im Leitbild eine Bewohnerorientierung gewünscht wird, muss die Aufnahme des alten Menschen im Wohnbereich so gestaltet werden, dass seine Ängste, Fragen, Wünsche und Anliegen im Mittelpunkt der Situation stehen und nicht der ungestörte Routineablauf des Wohnbereichs.
- **Womit** erleichtern wir den Informationsaustausch? Gibt es einen Standard, der die Aufnahme im Wohnbereich regelt?
- **Welche** Ergänzungen gibt es? Gibt es weiterführende, informationsvermittelnde Materialien für den Bewohner (und/oder seine Angehörigen) wie z. B. ein Faltblatt oder eine Informationsbroschüre zur Einrichtung?
- **Was** muss vorbereitet werden und wer kümmert sich darum? Soll z. B. eine kleine Schale Obst vorbereitet werden? Wenn ja – wer regelt dies? Ist das Hauswirtschaftspersonal zuständig oder Mitarbeiter der Pflege? (Dies ist eine der angesprochenen Verbindungen zwischen den Zielsetzungen der Kooperationspartner und anderen Berufsgruppen der Einrichtung)?

►

- **Wer** führt das Gespräch bzw. die Aufnahme im Wohnbereich durch? Soll dies durch den Pflegemitarbeiter durchgeführt werden, der später für die Erstellung der Pflegeplanung und für die regelmäßige Evaluation zuständig ist? (An dieser Stelle würde jetzt schon der Aufbau der Vertrauensbasis beginnen)
- **Wann** ist der günstigste Zeitpunkt für eine einfühlsame Aufnahme in den Wohnbereich? (Für die Planung muss überlegt werden, ob sich eher der Vormittag, der Spätnachmittag oder ein anderer Zeitpunkt eignet. Durch eine überlegte Organisation fällt die Aufnahme des Bewohners dann nicht in die »arbeitsreichste Zeit«). Welche wohnbereichsspezifischen Faktoren können die Aufnahmesituation stören und wie können wir Abhilfe schaffen?
- Innerhalb welcher Zeit wird die Pflegeanamnese erhoben?
- Wie werden erste pflegerelevante Informationen eingeholt?
- **Wie** wird eine Bewohnerzentrierung erreicht?
- Wie wird der Beziehungsaufbau bei einem gerontopsychiatrisch veränderten Menschen ermöglicht? (Wird z.B. die Begleitung dieses neuen Bewohners für eine Stunde oder einen anderen beliebigen Zeitraum organisatorisch ermöglicht?)

5.6.3 Management der Begleitung Sterbender und der Versorgung Verstorbener

Ebenso wie die Geburt ist der Sterbeprozess und der Tod eine entscheidende Phase – nicht nur für den Bewohner, sondern auch für seine Angehörige. Es entsteht eine Situation, die für die Angehörigen noch viele Jahre lang präsent bleibt – als Prozess des Nachdenkens, der Trauer oder (wenn der Sterbebegleitungsprozess befriedigend verlief) des dankbaren Abschiednehmens und der positiven Erinnerung.

Gerade in den letzten zehn Jahren spitzt sich die Situation in den Pflegeeinrichtungen zu, bedingt durch eine stärkere Arbeitsbelastung und stetig steigende Anforderungen durch die Zunahme multimorbider und dementer Pflegebedürftiger; eine Veränderung, die nicht selten zu Lasten der Versorgung der Schwerstpflegebedürftigen und der Sterbenden geht. Die Finanzierung durch die Pflegekassen erschwert zudem die Berechnung der nicht zur körperlichen Grundversorgung gehörenden Leistungen. Zuwendung und Maßnahmen für Seele und Geist sowie die Betreuungsaktivitäten für Menschen mit Demenz werden oftmals nicht anerkannt und damit auch nicht vergütet. Auch die Begleitung Sterbender findet in den Pflegeminutenberechnungsrichtlinien der Pflegekassen keine Berücksichtigung. Damit diesen Menschen dennoch Hilfe zuteil wird, bleibt den Pflegenden oft nichts anderes übrig, als Pflegeminuten bei anderen Menschen »einzusparen«, die sich nicht entsprechend dagegen wehren können.

Um dem humanistischen Menschenbild gerecht werden zu können und um ein ganzheitliches Pflegemodell zu »leben«, ist die Auseinandersetzung und die Planung eines geeigneten Konzepts für eine angemessene Sterbebegleitung dennoch notwendig. So ist es wichtig, sich in einer Pflegeeinrichtung über die Ziele, die Art und Weise und die Zuständigkeiten der Betreuung und Begleitung sterbender Menschen sowie über die Versorgung nach dem Tod zu verständigen. Auch die Begleitung der Angehörigen muss ihren Platz in einem solchen Konzept finden, soll sie nicht dem Zufall überlassen bleiben.
Die Diskussion zu diesem Punkt muss auch Fragen beinhalten, die ethisch-moralische und juristische Grenzbereiche berühren.

Folgende Fragen sind hierzu wichtig:

- Ab **wann** sehen wir einen Menschen als sterbend an? Beginnt der Sterbeprozess mit der Diagnose einer lebensbedrohlichen Erkrankung oder Situation, oder erst, wenn bereits erste Zeichen des unmittelbar bevorstehende Todes erkennbar werden, wie z. B. Einschränkungen des Bewusstseins, Marmorierung des Körpers, Veränderungen der Atmung usw.?
- **Was** kann das Sterben für diesen Menschen bedeuten?
- **Was** sind die Ziele unserer Sterbebegleitung?
- **Was** wollen wir ermöglichen/tun, damit der sterbende Mensch in unserer Einrichtung weitgehend selbstbestimmt und unter Erhaltung einer möglichst großen Lebensqualität sterben kann (Maßnahmenkatalog)?[6]
- **Wie** bewerten wir in unserer Einrichtung die frühzeitige Erstellung einer Betreuungsverfügung, einer Vorsorgevollmacht? Wie setzen wir diese ein?
- **Wer** ist bei uns zuständig für die Sterbebegleitung?
- **Wer** ist bei uns zuständig für die Organisation ggf. vorhandener Netzwerkstrukturen?
- Mit **wem** arbeiten wir zusammen? Mit welchen Berufsgruppen/Berufen/weiteren Dienstleistern werden wir kooperieren? Wie sieht im Einzelnen das Kooperationsangebot aus? Wie stellen wir die professionelle Kooperation sicher (ggf. Standards zur Sicherstellung der Kooperation, z. B. mit dem Seelsorger, mit dem Rabbi der Gemeinde usw.)? Hier kann ein Verweis auf ein anderes Kapitel wie z. B. »Netzwerkstrukturen« oder »Zusammenarbeit mit anderen Berufsgruppen« erfolgen.

►

- **Warum**, d.h. zu welchem Zweck arbeiten wir mit dem Hausarzt zusammen? Bei welchen Fragen wird er hinzugezogen?
- **Wie** integrieren wir die Daten der Bewohnerbiografie und die Pflegeplanung in das Konzept der Sterbebegleitung?
- **Welche** Formen gibt es, um den anderen Bewohnern, Angehörigen und Mitarbeitern die Möglichkeit des Abschieds oder der Trauer zu geben? (Z.B. Trauerbuch, Kerze und Bild des Verstorbenen in der Eingangshalle, gemeinsame Abschiedsfeier usw.)
- **Wie** organisieren wir unsere Beteiligung beim Begräbnis des Bewohners?
- **Wie** werden Angehörige und/oder Betreuer einbezogen? Gibt es in unserer Einrichtung eine Angehörigenbegleitung? Wenn ja, geht diese über den Tod des Bewohners hinaus und wie sieht diese genau aus?
- **Wie** und **wann** evaluieren wir unsere Arbeit? Gibt es bei uns Möglichkeiten/Verfahren, die Ergebnisse der Sterbebegleitung zu evaluieren (z.B. Angehörigenfragebogen ein halbes Jahr nach dem Tod des Bewohners)? Das Pflegekonzept sollte gerade in diesem Punkt Hilfen und Möglichkeiten der Entlastung für den oder die Pflegenden aufzeigen, damit diese durch die Aufgabe der Sterbebegleitung nicht überfordert werden.
- **Wie** wird die Sterbebegleitung organisiert? Wie werden Freiräume für diese Aufgabe geschaffen (wird der Mitarbeiter z.B. von den übrigen Aufgaben entlastet?) Findet z.B. eine Berücksichtigung der betroffenen Pflegeperson im Dienstplan statt?
- **Wer** kann ggf. Unterstützung geben (z.B. Mitarbeiter der ambulanten Hospizbetreuung, Ehrenamtliche, Ordensschwestern, Besuchsdienst o.ä.?)
- **Wie** werden im Rahmen der Sterbebegeleitung Übergaben organisiert und durchgeführt?
- **Welche** Hilfen der Entlastung gibt es für den begleitenden Pflegenden?
- **Welche** Formen gibt es, eine Überforderung betroffener Pflegekräfte deutlich zu machen und diese zu kompensieren

5.6.4 Management der Pflegeorganisationsform

In welcher Pflegeorganisationsform werden die Bewohner gepflegt und betreut? Unter »Pflegeorganisationsform« wird dabei die Form verstanden, in der Pflege in der Organisation geplant und umgesetzt wird. Nicht nur die Organisation der

6 Vgl. auch Ambrosy, H.; Löser, A.: Entscheidungen am Lebensende. Schlütersche Verlagsgesellschaft, Hannover 2006.

Prozesse in der Einrichtung wird durch die Entscheidung für die jeweilige Pflegeorganisationsform geprägt und beeinflusst; auch die Intensität, mit der die Bewohnerindividualität, ihre Ressourcen und Probleme, Bedürfnisse und Wünsche berücksichtigt und in der Pflege umgesetzt werden, stehen in enger Verbindung zur Pflegeorganisationsform.

»Im Pflegekonzept sollten Informationen dazu enthalten sein, nach welchem Pflegesystem gearbeitet wird. Pflegesysteme können nach dem Prinzip der Ganzheitspflege oder der Funktionspflege differenziert werden« (vgl. MDK-Prüfrichtlinie 2000:72).

Funktionspflege
Hierbei werden die unterschiedlichen Pflegetätigkeiten aufgeteilt und, je nach Professionalität des einzelnen Pflegenden, von diesem für den gesamten Wohnbereich durchgeführt. So führt eine bestimmte Pflegekraft die Grundpflege durch, eine andere bereitet und serviert das Frühstück, eine weitere übernimmt die Durchführung der Behandlungspflege. Jede Pflegekraft erfüllt so bestimmte Funktionen bei den Bewohnern. Es geht hierbei bevorzugt um die Erfüllung von Funktionen, weniger um die ganzheitliche Betreuung und Versorgung des alten Menschen.
Funktionspflege entsprechend der MDK-Prüfrichtlinie bedeutet *»... (basierend auf dem Modell der Arbeitsteilung). Die Organisation der Pflege erfolgt tätigkeitsorientiert«* (vgl. MDK-Prüfrichtlinie 2000:72).

In der MDK-Prüfrichtlinie wird die Ganzheitspflege gefordert. *»Im Sinne der gemeinsamen Grundsätze und Maßstäbe nach § 80 SGB XI ist die Pflege nach dem Prinzip der Ganzheitspflege zu organisieren, u. a. mit dem Ziel, den Aufbau einer Vertrauensbasis zwischen Pflegebedürftigen und Leistungserbringern gewährleisten zu können«* (MDK-Richtlinie 2000, S. 72 ff., vgl. auch »Gemeinsame Grundsätze und Maßstäbe nach § 80 SGB XI teilstationäre Pflege« sowie »Kurzzeitpflege und vollstationäre Pflege«).

Ganzheitspflege (Gruppe-, Bereichs-, Bezugspflege)
Ganzheitspflege kann definiert werden als nachvollziehbare, schriftlich fixierte Zuordnung von Bewohnern zu bestimmten Pflegemitarbeitern. Pflegefachkräfte sind für die Steuerung des Pflegeprozesses verantwortlich. Sie leiten die Hilfskräfte an und achten darauf, dass diese entsprechend der Pflegeplanung arbeiten. Im Rahmen der personellen und räumlichen Möglichkeiten werden die Bewohner von ihnen zugeordneten pflegerischen Bezugspersonen kontinuierlich, individuell und umfassend betreut.

Bereichs- oder Gruppenpflege

Hierbei wird der gesamte Wohnbereich in mehrere kleinere Bereiche oder in Gruppen aufgeteilt. Innerhalb dieser Wohngruppe werden die Bewohner nun von einer Gruppe von Pflegenden betreut. Obwohl es hier, auch bedingt durch die gesetzlichen Regelungen, eine Schwerpunktsetzung bei Behandlungspflegetätigkeiten für die examinierten Fachpflegekräfte gibt, ist eine Orientierung an einer möglichst ganzheitlichen Pflege und Betreuung zu erkennen. Man könnte auch sagen: Die Pflegenden versuchen, soweit es die Gesetze und die Alltagsorganisation zulassen, den Bewohner in der Gesamtheit seiner Bedürfnisse zu versorgen. Derartige Bereiche können charakterisiert sein durch:

- verschiedene Pflegeschwerpunkte (z.B. demente und nicht demente Bewohner);
- durch räumlich nebeneinander liegende Zimmer (z.B. 1. Wohnbereich = Zimmer 1 bis 6; 2. Wohnbereich = Zimmer 7 bis 12);
- durch Schwerpunktaktivitäten (z.B. Beschäftigungsaktivitäten, Versorgungsaktivitäten).

Bezugspflege

Hierunter wäre eine weitere Intensivierung der ganzheitlichen Versorgung zu sehen. Die Aufgaben der Bezugspflegekraft sollen hier näher aufgeführt werden, um die Entscheidung für eine Orientierung daran zu erleichtern. *»Die Bezugspflegekraft ist für die gesamte und ganzheitliche Betreuung der zugeordneten Bewohner verantwortlich. Die Bezugspflegekraft sollte Hauptansprechpartner für die ihr zugeordneten Bewohner sein. Insbesondere die Planung des Betreuungskonzeptes liegt in ihrer Verantwortung. Die Planung der Betreuung sollte in Kooperation mit den zugeordneten, nicht examinierten Mitarbeitern und anderen Berufsgruppen geschehen. Die Planungsentwürfe werden dem gesamten Team in Teambesprechungen vorgestellt. Es steht der Bezugspflegekraft frei, einzelne Tätigkeiten an andere Mitarbeiter, insbesondere an die zugeordneten, nicht examinierten Mitarbeiter zu delegieren. Verantwortung für die Betreuung zu haben, bedeutet nicht, die Betreuung auch immer selbst durchführen zu müssen. Im Idealfall stehen zwei Bezugspflegekräfte in jeder Schicht zur Verfügung, die eng kooperieren. Hier müssen Absprachen getroffen werden, wer hauptamtlich für die Betreuungsplanung zuständig ist, und wie ansonsten die Aufgaben verteilt werden«* (vgl. *Leptihn* 2001:43).

Verantwortlich und nachvollziehbar unter den augenblicklichen gesetzlichen und personellen Möglichkeiten lässt sich jedoch nur eine Anlehnung an die Bezugspflege schaffen. So könnte in einem Konzept der Hinweis gegeben werden, dass in der Pflegeorganisationsform die Bereichspflege mit leitender Orientierung an der Bezugspflege gewählt wird. Ein Konzept nach *Monika Krohwinkel* muss an dieser Stelle die weitgehende Sicherung der Betreuung durch Bezugspflegepersonen aufzeigen. Im Rahmen der Bereichspflege ist diese Orientierung zu finden.

Im Konzept sollten folgende Fragen beantwortet werden:

- **Was** verstehen wir unter der Pflegeorganisationsform (Definition)?
- **Welche** Pflegeorganisationsform soll durchgeführt werden?
- **Warum** entscheiden wir uns für die gewählte Form? Warum wird z. B. das Bezugspflegesystem angestrebt (Zielsetzung)?
- **Welche** Form der Gruppen- oder Bereichseinteilung wird gewählt?
- **Wie** wird die Einteilung der Bereichs- und Bezugspflege vorgenommen? (Kriterien/Verfahren). Nach welchen Kriterien wird die Einteilung vorgenommen (z. B. Pflegevisite, rollierende Systeme)?
- Wo und wie sind die Zuteilungen für alle Mitarbeiter der Einrichtung, für Angehörige, Hausärzte und andere an der Versorgung beteiligten Personen erkennbar? (Plan im Dienstzimmer, Stecktafel auf dem Wohnbereich, Pflegedokumentationsmappe, EDV-System)
- **Wie** wird die Verantwortung gesteuert?
- **Wer** arbeitet in einem Bezugspflegekontrakt miteinander? (eine Bezugspflegefachkraft oder wie viele Examinierte und wie viele Hilfskräfte)
- Für welche Aufgaben hat die Bezugsperson die Zuständigkeit und Verantwortung?
- **Wer** ist für die Organisation *»weiterer Aufgaben in der Pflege«* (*Krohwinkel* 2007, S. 254) zuständig?
- **Welche** Schnittstellen gibt es? An welcher Stelle besteht die Schnittstelle zwischen Bereichs- und Bezugspflege (z. B. Bereichspflege in der alltäglichen Versorgung, Bezugspflege in der Verantwortung für bestimmte Pflegeplanungen)?
- **Wo** und **in welcher Weise** wird die Einteilung visualisiert (White-Board, Stecktafel, Pflegeplanung, EDV-System)?
- **Wer** nimmt die Einteilung vor (Wohnbereichsleitung, Pflegedienstleitung, Team, Zufall)? Wer trägt die Gesamtverantwortung?
- **Welche** Probleme sind denkbar und wie werden diese gelöst? Was geschieht, wenn zwischen einem Bewohner und einer Pflegekraft ein unharmonisches Verhältnis entsteht? Welche Form der Adaptation wird in Engpasszeiten angestrebt?
- **Welche** Überprüfungs- oder Veränderungsmodalitäten werden genutzt?

(Wenn die Erfahrung der Vergangenheit zeigt, dass immer wieder eine reine Funktionspflege durchgeführt wird, so sind verursachende Faktoren zu hinterfragen:

- **Wann**, das heißt **in welchen Situationen** verfallen wir immer wieder in die Funktionspflege? Welcher Kontext liegt dieser zu Grunde?
- **Was** können wir tun, um diese Faktoren zu ändern bzw. auszuschließen?

►

- **Welche** Veränderungen müssen zur Erreichung einer möglichst weitgehenden Durchführung der Bereichspflege vorgenommen werden?

Der Wunsch allein reicht zur Durchführung der Bereichs-, Gruppen- oder Bezugspflege nicht aus. Häufig sind zuerst die Rahmenbedingungen zu ändern!

In vielen Einrichtungen lässt sich derzeit in der Umsetzung eine Verknüpfung von Bereichspflege in der Pflegeorganisation, d. h. in der praktischen Umsetzung der Pflege, mit der Bezugspflege im Rahmen der Pflegeplanung erkennen. Dies bedeutet: Bei der verantwortlichen Planung der Pflege sowie den Evaluationen ist eine namentlich benannte Pflegekraft verantwortlich, die Umsetzung der dort geplanten Maßnahmen erfolgt durch das ganze Team.

5.6.5 Management der Biografiearbeit

Übersetzt werden kann der Begriff der Biografie mit bios = das Leben und -graphie = Bild. Es geht hier also um das Bild eines bestimmten Lebens, d. h. um das Leben eines Bewohners. Insbesondere im Pflegemodell von *Monika Krohwinkel* ist die Biografiearbeit ein wichtiger Bestandteil pflegerischen Handelns. Die Erfahrungen und Gewohnheiten des Betroffenen können nur im Rahmen einer Biografiearbeit erkannt werden. Auch bedeutet Biografiearbeit die Nutzung des Wissens um spezielle, d. h. biografische Besonderheiten dieses Menschen in pflegerischen und sozialpflegerischen Situationen. Nicht selten wird unter Biografiearbeit allerdings lediglich das Ausfüllen der Lebensbiografie und des Stammblatts mit Niederlegung der Lebensgewohnheiten, Wünsche und Abneigungen des alten Menschen gegenüber bestimmten Ritualen, Speisen und Getränken o. a. verstanden.

Leptihn weist darauf hin, dass Biografiearbeit weitaus mehr ist als eine Technik oder eine Wissensansammlung über das Lebens eines Menschen. Er versteht Biografiearbeit vielmehr als eine Grundhaltung, die sich im täglichen Alltag beweisen und zeigen muss: *»Sie (die Biografiearbeit) ist in erster Linie eine Haltung der Offenheit gegenüber dem Leben und der Geschichte des (...) Menschen. Durch das Interesse an seinem Leben erfährt er eine Wertschätzung. Dabei ist eine kontinuierliche Aufmerksamkeit gegenüber der Fülle von Erinnerungen und Lebenserfahrungen erwünscht«* (vgl. *Leptihn* 2001:35).

Hier setzt *Monika Krohwinkel* mit ihren existenziellen Erfahrungen des Lebens an. Jede Erfahrung, die ein Mensch in seinem Leben gemacht hat, wird nicht nur seine Vergangenheit geprägt haben; diese Erfahrung wird ihn vielmehr auch in

der Gegenwart beeinflussen und möglicherweise seine Entscheidungen und Verhaltensweisen nicht nur im Hier und Jetzt beeinflussen, sondern auch Ängste, Ablehnungen, Freude oder Hoffnung für die Zukunft aufbringen. Anders gesagt: Die bereits abgelaufene Lebensphase dieses Menschen muss berücksichtigt werden. Wenn sich Pflegende darin auskennen, wenn sie die Gegenwart des Bewohners, sein Dasein und Leben im Jetzt verstehen, werden sie ihn in einer vertrauensvollen Gemeinsamkeit in eine (möglichst) angstfreie Zukunft begleiten können.
Lepitihn beschreibt den dreifachen Nutzen der Biografiearbeit:

1. »**Ohne Biografiekenntnis keine personenzentrierte Betreuung**«. *Leptihn* geht davon aus, dass der Pflegende Verständnis für das Verhalten eines Menschen aufbringen kann, wenn er erkennt oder weiß, warum er dies oder jenes jetzt macht oder will. Biografiekenntnisse lassen den Pflegenden einen Blick in das Wesen des Bewohners, in sein Empfinden und in seine Gedanken nehmen und helfen dabei, Maßnahmen zu finden, die für diesen Menschen richtig sein können; Maßnahmen, die ihm helfen, so wie er Hilfe wünscht oder/und benötigt. »So kann ich die Biografiekenntnis als Basis für konkrete Hilfestellungen verwenden« (vgl. *Leptihn* 2001:36) Wenn der Pflegende z. B. weiß, dass eine Frau im Krieg vergewaltigt wurde, so kann er eher verstehen, dass sie sich gegen die Körperpflege immer wieder wehrt und dies insbesondere dann, wenn eine männliche Pflegekraft Hilfe anbietet. Aufgrund dieses biografischen Wissen kann eine Pflege geplant werden, die das Erleben und Empfinden der Frau berücksichtigt und geeignete Maßnahmen anbietet. Plötzlich ist nach der biografischen Erkenntnis dieses schwer wiegenden Erlebnisses der alten Frau eine bewohnerorientierte Maßnahme, mit dem Ziel Sicherheit vermitteln und Vertrauen stärken zu können, erkennbar.

2. »**Biografiekenntnis sichert die lebensgeschichtliche Kontinuität**«. Die Identität eines Menschen wird immer auch durch seine ganz individuelle Lebensgeschichte geprägt. Der Erhalt jener spezifischen Identität ist wichtig, wenn für den Betroffenen ein möglichst hohes Maß an Lebenssicherheit, an Person-Sein, an Identifikation mit sich selbst, seinem eigenen Leben und seiner Lebensgeschichte erhalten bleiben soll. Die Fortsetzung der bekannten Identität, die das Leben der personenspezifischen Rolle durch den Betroffenen und das vertraute Widerspiegeln des eigenen Ichs durch andere ermöglicht, ist die Voraussetzung einer lebensgeschichtlichen Kontinuität. *»So kann Biografiekenntnis im Rahmen der Pflegeplanung zu individueller Betreuung führen. Nur wenn wir einen Menschen richtig kennen gelernt haben, sind wir auch in der Lage, auf seine Bedürfnisse eingehen zu können«* (vgl. Leptihn 2001:37).

3. **»Biografiekenntnis eröffnet einen Zugang zur Erlebniswelt des Dementen«.** *Leptihn* beschreibt die besondere Bedeutung der Biografiearbeit in der Betreuung Dementer. *»Auf Grund ihres Krankheitsbildes ziehen sich dementiell Veränderte in ihr Inneres zurück. Sie tun dies, weil sie mit ihrem aktuellen Leben nicht mehr zurecht kommen, weil die äußere Realität sie überfordert. (...) so leben sie oft in Szenen der Vergangenheit, die filmartig vor ihrem inneren Auge ablaufen. Das, was sie aktuell erleben und fühlen, verschlüsseln sie in ihr vergangenes Leben hinein«* (vgl. *Leptihn* 2001:37). Die Lebens- und Verhaltensweisen des Dementen sind für Außenstehende nicht ohne Kenntnis zu diesem persönlichen Leben nachvollziehbar; sie können nicht adäquat mit diesem Menschen umgehen oder ihm einen Anschluss an die Vergangenheit ermöglichen. Fühlen sich die Dementen jedoch nicht verstanden, werden sie sich immer weiter in ihre Vergangenheit oder in Zeiten, in denen sie »wussten, wie die Welt abläuft« zurückziehen. Wissen über das frühere Leben ermöglicht es den Pflegenden, bestimmte Reaktionen des dementen Menschen zu verstehen und entsprechende Maßnahmen anzubieten. Es ist sinnvoll, diesen Zugang schon frühzeitig und kontinuierlich zu suchen, da es plötzlich auftretende Situationen wie z. B. einen Schlaganfall gibt, die dann diesen Zutritt in die Erlebniswelt des Betroffenen und eine verbale Kommunikation verhindern. Auch in der Versorgung Sterbender können Informationen über das Leben dieses Menschen, über seine Vorstellungen und Wünsche für eine für ihn angemessene Sterbebegleitung wichtig sein.

4. **Biografiearbeit als Zeichen des Interesses am Leben des alten Menschen** Das Leben des Menschen vor seinem Einzug in die Alteneinrichtung verlief häufig sehr viel schillernder und vielfältiger und eröffnete zahlreiche Kommunikationsthemen. Gerade dann, wenn wegen auftretender Erkrankungen, körperlicher Gebrechen oder anderer Gründe die Teilnahme an Aktivitäten seltener wird und sich neue Themen so von selbst begrenzen, ist es wichtig, dass der Betroffene eine Möglichkeit bekommt, mitzureden. Die aktive Mitgestaltung von Kommunikationsprozessen, das Mitteilen eigener Erfahrungen und Erlebnisse und die anteilnehmende Frage nach seinem Leben gibt dem Menschen das Gefühl, wichtig genommen zu werden und zeigt ihm Interesse. Bewohnerorientierung ist nur dann möglich, wenn dieses individuelle Leben einen Raum bekommt. Biografiearbeit ist als Voraussetzung hierfür zu sehen.

5. **Biografiearbeit als gemeinsamer Bezug** Biografisches Wissen kann genutzt werden, um Gesprächsinhalte zu finden, um Situationen zu schaffen, in denen sich der Pflegende und der Betroffene gemeinsam auf einer Ebene finden und sich sprachlich darüber austauschen können. Dieser Austausch im gemeinsamen Besprechen und Erleben schafft

Beziehungen und Bezüge und hilft, die Kluft zwischen Hilfebedürftigem und Helfendem zu überwinden.

6. Biografiearbeit im Pflegeprozess

Biografiearbeit wurde lange verstanden als Lebenslauf-Arbeit, d.h. als Ansammlung von Informationen zum Ablauf des Lebens des Menschen. Es wurden wichtige Lebensstationen erfasst. Welche Bedeutung dieses Leben für diesen Menschen hat und welche Prägungen entstanden sind, wurde nicht oder nur indirekt erfasst. Im Rahmen des Pflegeprozesses muss aber darauf geachtet werden, welche Gewohnheiten, Vorlieben und Abneigungen, welche existenziellen Erfahrungen, Wünsche und Ängste dieses Leben hinterlassen hat und wie diese berücksichtigt werden können.

Biografiearbeit ist somit nicht länger Archivarbeit, sondern lebensnotwendige Spurensuche und Begleitung in eben jenen Spuren.

Beispiel

Der Bergarbeiter, der jeweils nach seiner Schicht unter Tage geduscht hat und die Körperpflege am Waschbecken vielleicht gar nicht kennt, wird – wenn er schwerwiegend demenziell verändert ist – vielleicht die Körperpflege am Waschbecken ablehnen. Hierbei ist es nicht wichtig, dass er Bergmann war. Die Kenntnis des lebenslang ausübten Berufes ist hier nur Mittel zum Zweck. Es muss die Frage entstehen: »Kann die Ablehnung gegenüber der Körperpflege aus der beruflichen Gewohnheit erklärt werden?« In diesem Fall sollte der Versuch unternommen werden, auf die Pflege am Waschbecken zu verzichten und stattdessen das tägliche Duschen zu planen.

Im Pflegekonzept sollten folgende Fragen geklärt werden:

- **Was** verstehen wir unter Biografiearbeit?
- **Warum** streben wir eine permanente Biografiearbeit an? Was ist unser Ziel?
- **Welche biografischen Daten** sind für uns wichtig?
- **Welche Formen und Möglichkeiten** der Biografiearbeit setzen wir ein (z.B. Erhebung der Lebensbiografie vor dem Einzug, Memory-Stunden, in denen Bewohner unter bestimmten Kernbegriffen aus ihrem Leben erzählen usw.)?
- **Welche Form** der Dokumentation biografischer Daten haben wir? (Möglich sind z.B. die Sammlung von Daten in der Pflegedokumentation und/oder die Sammlung bildhafter Lebensereignisse in so genannten ▶

»Erinnerungsbüchern«, die im Bewohnerzimmer verbleiben und jederzeit Anschluss an »früher« geben können.)

- **Welche Form** der Dokumentation biografischer Daten haben wir? (Möglich sind z. B. die Sammlung von Daten in der Pflegedokumentation und/ oder die Sammlung bildhafter Lebensereignisse in so genannten »Erinnerungsbüchern«, die im Bewohnerzimmer verbleiben und jederzeit Anschluss an »früher« geben können.)
- **Wie** gehen wir mit belastenden biografischen Daten des Bewohners um?
- **Wie** reagieren und handeln wir, wenn ein Bewohner uns etwas Wichtiges aus seinem Leben berichtet, eine Weitergabe an andere jedoch untersagt?
- **Wer** ist bei uns an der Biografiearbeit beteiligt? (Vernetzungsstrukturen von Pflege und sozialem Dienst bedenken und beschreiben.)
- **Wann, wie, in welcher Weise** verwenden wir biografische Erkenntnisse?
- **In welchem Bereich** sind Angehörige bei uns in die Biografiearbeit involviert oder daran beteiligt?
  - Haben bei uns Kenntnisse zu biografisch geprägten Abneigungen, Vorlieben und Gewohnheiten im Sterbeprozess oder in anderen Situationen, in denen der Betroffene sich nicht mehr selbst äußern kann, Bedeutung? Achten wir diese dann fortlaufend?[7]
  - Wie gehen wir mit biografischen Daten (Gewohnheiten, Vorlieben und Abneigungen) um, die nicht mit dem klassischen Lehrbuchwissen übereinstimmen? Was machen wir z. B., wenn der Bewohner weiterhin das Melkfett für die Einreibung verwenden möchte?
  - Wie verwenden wir biografische Informationen? Wie beeinflussen diese die Arbeit mit der Pflegeprozessplanung?

5.7 Management der Vernetzung zwischen Einrichtung und anderen Dienstleistern

In der Zukunft wird es immer wichtiger, nicht mehr selbst für alle Leistungen Ressourcen vorzuhalten, sondern eine Kooperation mit anderen Anbietern zu gestalten. Die Zielsetzung, eine möglichst breite Palette an Angeboten mit einer möglichst hohen Qualität bei gleichzeitig möglichst niedrigen Kosten anbieten zu können, bedarf einer genauen Planung und Absicherung solcher Formen der

[7] Vgl. Ambrosy, H.; Löser, A.: *Entscheidungen am Lebensende.* Schlütersche Verlagsgesellschaft, Hannover. 2006

Zusammenarbeit. Die Art und Weise der Zusammenarbeit mit anderen Dienstleistungsanbietern kann im Pflegekonzept dargestellt werden.

Folgende Berufsgruppen/Einrichtungen kommen für eine Vernetzung in Frage:

- Maniküre/Pediküre
- Frisöre
- Sanitätshäuser
- Apotheken
- Hausärzte
- Logopäden
- Krankengymnasten
- Fachärzte
- Pflegekassen/Krankenkassen
- Ehrenamtliche (z. B. »Grüne Damen«)
- Selbsthilfe- und Angehörigengruppen
- Ambulante Hospizdienste
- Gemeindepfarrer
- Betreuungsvereine/-büros
- Wäschereien
- Krankenhäuser
- Zeitarbeitfirmen

Die Liste der mit stationären Alteneinrichtungen kooperierenden Berufsgruppen oder Einrichtungen lässt sich durchaus erweitern. Die Zukunft wird eine Reihe weiterer Serviceanbieter entstehen lassen.

Im Pflegekonzept sollten folgende Fragen (bezogen auf den speziellen Kooperationspartner) beantwortet werden:

- **Warum** kooperieren wir mit dieser Einrichtung – was ist das Ziel?
- **Mit wem** besteht ein Kooperationsvertrag? (Berufsgruppe)
- **Wer** organisiert die Kooperation? (Initiator, Leiter des Prozesses, Verantwortlicher)
- **Wie** genau sieht die Kooperation aus? Welche Aufgabenanteile und Zuständigkeiten hat der jeweilige Kooperationspartner?
- **Wie** kann die Sicherstellung der Beziehungspartner für den Betroffenen geregelt werden?
- **Wann** kommt es zur Kooperationssituation? Was ist der Anlass?
- **Wo** wird der Auftrag des Kooperationsvertrags erfüllt – wo findet die Maßnahme statt?
- **Wer** trägt welche Kosten?
- **Wie** werden Beschwerden geregelt?
- **Wer** sorgt für die Weitergabe entsprechender Informationen an die anderen Mitarbeiter oder Gruppen? (Z. B. Information über die Sturzgefährdung eines Bewohners)
- **Wie** werden entsprechende Informationen kommuniziert? (Schriftlich, mündlich oder per elektronischer Datenübermittlung)

5.8 Qualitätsmanagement und -förderung

Etymologisch kommt der Qualitätsbegriff aus dem lateinischen (qualis) und bedeutet so viel wie »Beschaffenheit«, »Güte«, »Wert eines Objekts«. In der DIN ISO 8401 findet sich eine eindeutige Aussage zum Qualitätsbegriff: *»Qualität ist die Gesamtheit von Merkmalen einer Einheit bezüglich ihrer Eignung, festgelegte und vorausgesetzte Erfordernisse zu erfüllen.«* Auf die Pflege übertragen bedeutet dies: *»Pflegequalität ist die Übereinstimmung zwischen der tatsächlichen Pflege und den dafür vorher formulierten Kriterien«* (vgl. *Seeberger* 1999).

Alle Einrichtungen sind nach dem Pflege-Qualitätssicherungsgesetzes (PQsG) verpflichtet, an Maßnahmen zur Qualitätsförderung teilzunehmen. Es gibt unterschiedliche Qualitätsmanagementsysteme. Exemplarisch seien hier einige der bekannteren aufgezeigt:

- Donabedian-Konzept
- Kybernetisches Qualitätssicherungsmodell
- QM nach DIN EN ISO 9000 ff. o. a.
- Total Quality Management

Eine genaue Erklärung würde den Rahmen dieses Buchs sprengen. Es sollen daher nur kurze Erläuterungen aufgezeigt werden.

5.8.1 Donabedian-Konzept

Auf *Avedis Donabedian* geht die Einteilung in die drei Kategorien Struktur-, Prozess- und Ergebnisqualität zurück, die sich auch in der Literatur im Gesundheitswesen niederschlägt. Auch im SGB XI § 80 lässt sich diese Einteilung finden, wenngleich durch die Modifikation eine stärkere Orientierung von der bevorzugten Kontrolle der Strukturqualität hin zur Evaluation der Prozessqualität zu erkennen ist. Zur Analyse von Fragen im Rahmen der Konzepterarbeitung ist es dennoch gut geeignet, da ein Abfragen der drei Kategorien Struktur-, Prozess- und Ergebnisqualität zur Optimierung und zu einer strukturierten Darstellung der Inhalte im Pflege- und Betreuungskonzept beitragen kann.

5.8.2 Qualitätssicherung nach DIN ISO

Qualitätsmanagement hat die Aufgabe, durch Sicherung der Struktur- und Prozessqualität die Ergebnisqualität kreativen Handelns zu fördern und zu verbessern. Diese DIN-Norm versteht unter Qualitätssicherungsmaßnahmen *»alle geplanten und systematischen Tätigkeiten, die innerhalb des Qualitätsmanagement-Systems*

verwirklicht sind, und die als erforderlich dargelegt werden, um ausreichend Vertrauen zu schaffen, dass eine Einheit Qualitätsanforderungen erfüllen kann.«
Die neuen Normen 9000:2000 beziehen sich mehr auf Prozesse (Abläufe von Tätigkeiten). *»So erhalten Checklisten und Arbeitsanweisungen eine wesentliche Bedeutung«* (vgl. *König* 2001:91).
Ob dabei eine Zertifizierung (z.B. nach DIN ISO 9000ff.) angestrebt wird oder ob im Sinne des TQM eher eine auf der Philosophie der Einrichtung basierende Qualitätsoptimierung angestrebt wird, ist zunächst nicht vorrangig.

5.8.3 Kybernetisches Modell zur Qualitätssicherung

Hier wird nach einem ähnlichen Regelkreis wie bei der Pflegeplanung oder bei der später folgenden Erstellung von Pflegekonzepten vorgegangen. Prinzipiell wird zunächst immer eine Informationssammlung durchgeführt. Daraus werden die Probleme und Ressourcen entwickelt. Anschließend wird eine Zielformulierung aufgestellt und darauf ausgerichtete Maßnahmen formuliert. Diese gilt es in der Praxis umzusetzen und anschließend zu evaluieren.

5.8.4 Total Quality Management (TQM)

Dieser Form der Qualitätssicherung liegt die Erzeugung einer Grundhaltung bei den betroffenen Mitarbeitern eines Unternehmens zu Grunde. Das Ziel von TQM liegt darin, durch das Bestreben jedes einzelnen Mitarbeiters die Qualitätsfrage zu seiner höchstpersönlichen eigenen Zielsetzung zu machen und ständig bestrebt zu sein, das Beste zu erreichen. Das »lernende Unternehmen« ist das Schlagwort für diesen Begriff. Die Institution befindet sich hierbei ständig im Prozess der gemeinsamen Lernprozesse. In der Einrichtung sollten Überlegungen angestrengt werden, welche Form der Qualitätssicherung sinnvoll sind. Die einzelnen Verfahren sind in zahlreichen Veröffentlichungen zu recherchieren.

5.8.5 Fragen zur Qualitätssicherung

In der Prüfrichtlinie des MDK (2005, S. 32) wird nach der Durchführung interner und externer Maßnahmen zur Qualitätssicherung gefragt:

- *»In wessen Aufgabenbereich liegt die betriebliche Zuständigkeit für die Wahrnehmung der Aufgaben im Sinne des Qualitätsmanagements?*
- *Werden Maßnahmen eines externen Qualitätsmanagements durchgeführt?*
  Hierbei können folgende externe Maßnahmen empfohlen werden:
  - *einrichtungsübergreifende Qualitätskonferenzen*
  - *externe Fortbildungen*

- *Mitwirkung an Assessmentrunden*
- *externe Audits etc.«* (vgl. *MDK* 2005, S. 102)

• Werden Maßnahmen zum **internen Qualitätsmanagement** durchgeführt? Hierbei können folgende interne Maßnahmen empfohlen werden:
  - Qualitätszirkel
  - Pflegekonferenzen
  - Pflegevisiten
  - Regelmäßige Besprechungen (s. Kommunikationsdiagramm)
  - Beschwerdemanagement
  - Konzept zur Einführung neuer Mitarbeiter
• Welche Bereiche unterliegen den Maßnahmen des Qualitätsmanagements (Küche?, Hauswirtschaft?, Soziale Betreuung? Pflege)?
• Werden die Aussagen der Expertenstandards des DNQP berücksichtigt?
• Werden regelmäßig Maßnahmen zur Optimierung der einrichtungsinternen Qualität durchgeführt (z. B. durch orientierung am PDCA-Zyklus)[8]

Im Pflegekonzept sollten die in der Einrichtung durchgeführten Maßnahmen beschrieben, ihre Zielsetzung aufgezeigt und thematische Beispiele genannt werden. Als Unterpunkte können die spezifischen Maßnahmen zur Qualitätssicherung bearbeitet werden:

5.8.5.1 Qualitätszirkel

In einem Qualitätszirkel befassen sich Mitarbeiter der an der Pflege und Betreuung beteiligten Berufsgruppen mit einer bestimmten Problem- oder Fragestellung. Das Ziel des Qualitätszirkels ist es, eine genaue Analyse der Situation zu erheben, Ursachen zu klären und ein neues Ziel zu beschreiben. Schließlich erarbeiten sie Lösungsstrategien, die zur Zielerreichung führen sollen.
Im Pflege- und Betreuungskonzept könnten sich beispielhaft folgende Informationen finden:

*»In unserer Einrichtung haben wir drei **Qualitätszirkel** eingerichtet. Diese bestehen aus drei bis fünf Mitarbeitern meist verschiedener Berufsgruppen. Ziel eines Qualitätszirkels ist es, ein Thema oder ein aktuelles Problem aufzugreifen, die näheren Bezüge zu klären und dauerhafte Lösungsmechanismen zu schaffen.*
Diese werden schriftlich fixiert, getestet und nach Eignung verbindlich für unsere Einrichtung festgeschrieben. So versuchen wir, entstehende Probleme zu erken-

[8] Der PDCA-Zyklus beschreibt den Regelkreis, bestehend aus P (Plan oder Analyse der Istsituation, Formulierung anzustrebender Ziele und Maßnahmenplanung), D (Do oder Handlung), C (Check oder Überprüfung der Wirksamkeit der Maßnahme), A (Act oder Anpassung der Maßnahme). Er beschreibt also einen kontinuierlichen Planungs-, Organisations-, Umsetzungs- und Prüfregelkreis, der zu einer kontinuierlichen Qualitätsverbesserung führen soll.

nen und möglichst rasch zu lösen. Die Qualität der Bewohnerversorgung und die Zufriedenheit der uns anvertrauten Menschen haben bei uns oberste Priorität. Darüber hinaus streben wir eine möglichst wirtschaftliche, umweltschonende und mitarbeiterfreundliche Lösung an. Da sich die Bearbeitungsthemen im Laufe der Zeit ändern, scheint die thematische Nennung der aktuell bearbeiteten Bereiche nicht sinnvoll. Hier kann ein Verweis erfolgen: »Die zur Zeit in Bearbeitung stehenden sowie die bereits abgeschlossenen Themen finden sich als Information im Ordner XYZ.«Oder: »In der Vergangenheit haben diese Qualitätszirkel z. B. folgende Themen bearbeitet: ...«).

Folgende Fragen können im Konzept geklärt werden:

- Gibt es in der Einrichtung Qualitätszirkel?
- **Warum** werden Qualitätszirkel durchgeführt?
- **Wie viele** Qualitätszirkel gibt es durchschnittlich in der Einrichtung?
- **Welche Themen** oder **Themenbereiche** kommen für eine solche Form in Frage?
- **Wer**, d. h. welche Mitarbeiter arbeiten in einem Qualitätszirkel mit?
- Wie ist die Verantwortung innerhalb des Qualitätszirkels verteilt? Für welche Bereiche liegt eine Autorisierung vor?
- **Wie oft** treffen sich diese durchschnittlich?
- **Was** sind die Aufgaben dieser Mitarbeiter und wie arbeiten sie?
- **Wie** werden die Ergebnisse transparent?
- **In welcher Weise** werden die Anregungen und Ergebnisse der Mitarbeiter des Qualitätszirkels in der Praxis umgesetzt?
- **Wie** wird die Ergebniserreichung abgesichert und evaluiert?
- Wird die Mitarbeit extra honoriert?

5.8.5.2 Pflegekonferenzen

Im Rahmen von Pflegekonferenzen treffen sich Pflegende der Einrichtung mit Mitarbeitern anderer Einrichtungen. In einem gemeinsamen Austausch werden pflegefachliche Fragen, organisatorische oder andere Problembereiche analysiert, diskutiert und/oder geeignete Strategien geplant. Die gemeinsame Qualitätsdiskussion steht im Vordergrund und dies nicht nur innerhalb der Einrichtung.

Zum Konzeptpunkt »Pflegekonferenzen« könnte im Pflege- und Betreuungspunkt folgendes vermerkt sein:
»Regelmäßig nehmen examinierte Pflegemitarbeiter an so genannten Pflegekonferenzen teil. Hierzu treffen sie sich mit Pflegenden aus anderen Einrichtungen (oder Regionen), um mit diesen spezielle Pflegethemen und Fragestellungen zu erörtern.

Ziel dieser Pflegekonferenzen ist es, stets auf einem aktuellen Stand pflegetheoretischer Kenntnisse zu sein und den eigenen Qualitätsstandard an dem anderer Einrichtungen zu messen. Die Qualität und Professionalität der Bewohnerversorgung soll hierdurch ständig optimiert werden und stets nach modernen Richtlinien erfolgen.«

In einem Pflegekonzept sollten folgende Fragen geklärt sein:
Nehmen Mitarbeiter der Pflege aus unserem Hause an Pflegekonferenzen teil?

- **Was** ist das Ziel der Teilnahme? Was wollen wir dadurch erreichen?
- Mit **welchen** anderen Einrichtungen kooperieren wir?
- **Wie oft** nehmen Pflegende teil? Finden diese Pflegekonferenzen regelmäßig statt?
- **In welcher Form** (methodisch) werden diese Konferenzen geführt? Gibt es einen Leiter/Moderator?
- **Wie** werden die Kenntnisse und Ergebnisse einer Konferenz in die Praxis transferiert?
- **Warum** oder **wie** kommt es unseren Bewohnern zugute, wenn sich Pflegende zum professionell-fachlichen Austausch treffen?
- **Welche** Personen werden für eine solche Arbeitsform ausgewählt?
- **Wo** findet die Konferenz statt? Regional oder überregional?

5.8.5.3 Pflegevisiten

Pflegevisiten dienen der Überprüfung der Pflegeplanung, der Bewohnerversorgung oder dem kommunikativen Austausch mit dem Bewohner oder seinen Angehörigen. Die stetige Überprüfung der Angemessenheit und Qualität der Leistungen bedeutet nicht nur eine ständige Standortbestimmung, sondern zielt auf eine permanente Erkennung von optimierungsfähigen Situationen ab. Pflegevisiten sind ein Instrument, um den Bewohner und seine individuelle Situation in den Mittelpunkt der Handlungen zu stellen und seine Ressourcen und Probleme zu beachten.

Pflegevisiten können z. B. von ausgewählten, qualifizierten Fachkräften durchgeführt werden, je nach Bedarfssituation ergänzt durch eine Wohnbereichsleitung oder durch die Pflegedienstleitung.

Die bei der Pflegevisite gewonnenen Informationen müssen dokumentiert werden. Anhand dieser Dokumentation erhält die Pflegeeinrichtung einen Vergleichsmaßstab für spätere Pflegevisiten. Sofern sich aus der Pflegevisite relevante Änderungen in der Prozessplanung ergeben oder sonstige relevante Informationen erhoben wurden, müssen diese Veränderungen in protokollierten Dienstbesprechungen thematisiert werden (vgl. *Löser* 1998:32).

Vom MDK wird in der Prüfrichtlinie die Pflegevisite als Besuch beim Bewohner mit der Erörterung seines Befindens, seiner individuellen Wünsche und seiner Zufriedenheit mit der Pflegeeinrichtung verstanden. Gleichzeitig soll hierbei eine kontinuierliche Bearbeitung und Kontrolle der Pflegeprozessplanung und -dokumentation erfolgen (vgl. MDK-Prüfanleitung 2005).

Im Pflegekonzept sollten folgende Fragen geklärt werden:

- **Wie** ist die aktuelle Ist-Situation? Ist bei uns die Pflegevisite eingeführt oder soll sie künftig eingeführt werden?
- **Welche** Zielsetzung verfolgen wir mit der Pflegevisite?
- **Welche** Arten führen wir durch (Pflegevisite anhand der Dokumentation, Pflegevisite mit Einbeziehung des Bewohners, Pflegevisite mit Integration der Angehörigen, Pflegevisite zur Überprüfung eines Pflegemitarbeiters)?
- **Wer** führt bei uns die Pflegevisite durch und wie wird sie organisiert?
- **Wann**, d.h. aus welchem Anlass führen wir die Pflegevisite durch?
- **Wie oft,** d.h. in welchen Intervallen führen wir die Pflegevisite durch?
- **Wie**, d.h. mit welchen Instrumenten führen wir die Pflegevisite durch? (Checklisten mit standardisierten, vorgegebenen Fragen, Bögen mit offenen Fragen, freies, ungeleitetes Gespräch.)
- **Wie** gehen wir mit nicht zufriedenstellenden Ergebnissen um? Wie sind optimierende Strategien geplant, wie werden diese umgesetzt und wie werden sie evaluiert?
- **Wie** werden die Erkenntnisse verarbeitet und in den Gesamtversorgungsprozess eingearbeitet?
- Dient die Pflegevisite bestimmten Klärungsprozessen, wie z.B. dem weiteren Vorgehen, wenn erkennbar wird, dass ein Bewohner nicht mehr essen und trinken möchte?
- **Welche** Rolle spielt die Bezugspflegefachkraft?

5.8.5.4 Das innerbetriebliche Kommunikationssystem

Hierzu zählen alle Elemente, die der Informationsweitergabe und -aufnahme sowie Informationsverarbeitung innerhalb der Einrichtung dienen. Die Versorgung eines Bewohners in der Einrichtung geschieht in einem Team. Damit alle Teammitglieder eine gleiche, d.h. gemeinsame Zielsetzung und damit auch eine identische

Strategie verfolgen, bedarf es des Austausches untereinander. Informationen werden kommuniziert. Sie müssen von einer Person zur anderen weitergeleitet und von der anderen aufgenommen werden. Schriftliche Informationen stellen die eine Säule des Informationssystems dar, mündliche die andere. Erst beide Säulen gemeinsam können zu einem funktionierenden Informationssystem werden.
Im Einzelnen können dies sein:
- Besprechungen/Teamgespräche
- Rundschreiben
- Dienstanweisungen
- Pflegedokumentationssystem incl. Reiter (siehe Seite 97 ff.)
- Teamregeln

5.8.5.5 Besprechungen/Teamgespräche

An dieser Stelle werden die in der Einrichtung stattfindenden regelmäßigen Besprechungen aufgeführt. Der Außenstehende kann hierdurch erkennen, dass die einzelnen, mit der Versorgung des Bewohners beauftragten Berufsgruppen oder die Mitglieder einer Berufsgruppe miteinander kommunizieren. Mögliche Ziele von Besprechungen können sein: Informationsweitergabe, Diskussion verschiedener Ansichten zur Erreichung einer gemeinsamen Zielrichtung, Qualitätsüberprüfungen verschiedener Kriterien usw. Ein Kommunikationsdiagramm (Abbildung 12, S. 84) zeigt auf einen Blick, wer sich wann mit wem trifft.

Im Pflegekonzept können sich auch Hinweise finden, was in den einzelnen Besprechungsteams thematisch behandelt wird.

»Morgenbesprechung: Pflegedienstleitung/Heimleitung/Hauswirtschaftsleitung/Verwaltungsleitung:
Ziel: Besprechung aktueller Tagesanforderungen
Inhalte:
- *Neuaufnahme eines Bewohners, Bedürfnisse, Probleme, Maßnahmenplanung*
- *Verlegung eines Bewohners ins Krankenhaus, erforderliche Maßnahmen*
- *Beschwerden (stichwortartig)«*

Oder:
»Teamgespräche in der Wohnbereichen 1 x Monat
Teamgespräche finden bei uns am 1. Dienstag im Monat, in der Zeit von 13.30 bis 15.00 Uhr statt. Es werden z. B. wichtige Veränderungen bei einzelnen Bewohnern, organisatorische Fragen des Wohnbereichs oder Dienstplanerfordernisse besprochen.
In jedem Teamgespräch wird ein Protokoll geführt, das auch nicht anwesenden Mitarbeitern den Zugang zu entsprechenden Informationen ermöglicht.«

Beteiligte Personen oder Gruppen Häufigkeit Wochentag	Heimleitung	Pflegedienst-leitung	Hauswirtschafts-leitung	Verwaltungs-leitung	Leitung sozialer Dienst	Wohnbereichslei-tung	Mitarbeiter sozialer Dienst	Examinierte/r Altenpfleger/in	Hilfskräfte Pflege	Praktikanten/innen	Küchenkräfte	Servicekräfte	Mitarbeiter Verwaltung	Mitarbeiter Information	Mitarb. Technik u. Hausmeisterei
Heimleitung		8.00 tägl.	8.00 tägl.												
Pflegedienst-leitung	8.00 tägl.	8.00 tägl.	9.00 tägl.												
Hauswirt-schaftsleitung	8.00 tägl.	8.00 tägl.	8.00 tägl.												
Verwaltungs-leitung	8.00 tägl.	8.00 tägl.													
Hausmeister	8.00 tägl.	8.00 tägl.													
Leitung sozialer Dienst	8.00 tägl.	8.00 tägl.													
Wohnbereichs-leitung	8.20 tägl.	1 x Wo.													
Mitarbeiter sozialer Dienst	8.30 tägl.	X													
Examinierte/r Altenpfleger/in	1/ Jahr	1 x Mo.													
Hilfskräfte Pflege		1 x Mo.													
Praktikanten/innen		1 x Wo.													
Küchenkräfte		X													
Servicekräfte		X													
Mitarbeiter Verwaltung		X													
Mitarbeiter Information		X													
Mitarbeiter Technik und Hausmeisterei		X													

Abb. 11: Kommunikationsdiagramm.

Die Darstellung der innerbetrieblichen Kommunikation kann als Rastermatrix oder als Organigramm bildlich erfolgen.

Sinnvoll ist es, folgende Fragen zu klären:

- **Welche** Besprechungen gibt es?
- **Wer** kommuniziert mit wem?
- **Wann** finden die Besprechungen statt?
- **Wie oft** finden sie statt?
- **Was** sind die Inhalte und Anlässe dieser Besprechungen?
- **Wer** organisiert, leitet und protokolliert die Gespräche?
- **Gibt es Strukturen,** die bestimmte Gliederungspunkte vorgeben oder abfragen? (Checkliste)
- **Wann** werden in der Besprechung festgelegte durchzuführende Strategien in ihrer Durchführung kontrolliert und wer macht dies?
- **Wo** finden sich die Protokolle?

5.8.5.6 Rundschreiben

Zu den Bereichen Rundschreiben und Dienstanweisungen werden ähnliche Fragen gestellt.

- **Gibt** es in der Einrichtung Rundschreiben?
- **Wann**, d.h. aus welchem Anlass erfolgt ein Rundschreiben?
- **Wer** erlässt ein Rundschreiben?
- **Welche** Zielsetzung besteht?
- **Welche** Reaktion auf das Rundschreiben wird erwartet? Wie sollen die Mitarbeiter mit dem Rundschreiben arbeiten (nur lesen, dann abheften? Oder lesen, unterschreiben, umsetzen und abheften?)
- **Wo** werden die Rundschreiben archiviert?
- **Wie** ist sichergestellt, dass alle Mitarbeiter das Rundschreiben lesen können (z.B. Aushang am »Schwarzen Brett« oder Ordner im Schrank oder E-mail im Mitarbeiterbriefkasten o.a.?
- **Wie** findet die Überprüfung statt? Gibt es Evaluationsinstrumente, die die Umsetzung der Rundschreiben überprüfen (z.B. regelmäßige Teambesprechungen)?
- **Wer** erhält das Rundschreiben? (Verteiler)

5.8.5.7 Dienstanweisungen

Dienstanweisungen stellen eine verbindliche Forderung zur Erfüllung einer festgelegten Strategie dar. Da sie mit der gezielten Kenntnisnahme oder sogar mit einer durch Unterschrift dokumentierten Zusage des einzelnen Mitarbeiters verbunden sind, sind sie mit einer höheren Verpflichtung zur Umsetzung verbunden als ein Standard.

Dienstanweisungen werden insbesondere für Situationen erhoben, in denen bereits mehrfach Fehler oder unerwünschtes Verhalten erfolgte oder für die juristische Vorgaben bestehen. Wenn eine Dienstanweisung vorliegt, kann der einzelne Mitarbeiter die Auslegung und Umsetzung der aufgezeigten Maßnahme nicht mehr selbst entscheiden, sondern muss sich an die Vorgaben halten.

Folgende Fragen sind zu klären:

- **Wann,** d.h. aus welchem Anlass wird eine Dienstanweisung herausgegeben?
- **Wer** ist berechtigt, eine Dienstanweisung zu erlassen?
- **Welche** Verpflichtung besteht für den Mitarbeiter, diese umzusetzen?
- **Wie** wird der Verteiler gestaltet? Wie werden alle angestrebten Mitarbeiter erreicht?
- **Wie** wird die Umsetzung der in der Dienstvereinbarung erlassenen Verordnungen evaluiert und wer evaluiert?
- **Welche** Konsequenzen sind zu erwarten, wenn die Dienstvereinbarung nicht eingehalten oder umgesetzt wird?
- **Wo** und **wie** werden diese archiviert?

5.8.5.8 Teamregeln

Die Regeln, die in einem Team häufig ohne Absprache entstanden und die die Kommunikation, den Umgang miteinander beeinflussen, werden auch als Teamregeln bezeichnet. Wenn im Team Frust und Unmut entstehen, weil sich nicht alle Teammitglieder in einer bestimmten Situation gleich verhalten (z.B. im Krankheits- oder Urlaubsfall), werden die Effektivität der Arbeit und der Umgang miteinander belastet. Im schlimmsten Fall spürt sogar der Bewohner diese Spannungen, was zu einem Gefühl des Unwohlseins führen kann. Um derartige Enttäuschungen zu vermeiden, ist die Auseinandersetzung mit und die Vereinbarung von Teamregeln oft sinnvoll. So wissen alle Mitglieder des Teams, welche Erwartungen an sie gestellt werden.

Folgende Fragen können hilfreich sein:
- Gibt es in der Einrichtung Teamregeln?
- Wenn ja, **durch wen** wurden sie aufgestellt?
- **Wer** ist das Team? Oder für welchen Teamteil gelten die Regeln?
- **Was** ist das Ziel der Festlegung von Teamregeln?
- **Wie** verbindlich sind diese?
- **Welche** Konsequenzen sind bei wiederholter oder dauerhafter Nichteinhaltung zu erwarten? (Findet dann z. B. ein Zielvereinbarungsgespräch statt?)
- Werden die Teamregeln in bestimmten Abständen überprüft und überarbeitet?
- Gibt es Situationen, in denen die Teamregeln ausgesetzt werden?

Tabelle 4: Beispiel für Teamregeln.

Teamregeln für den Wohnbereich...	
Innerhalb eines Teams gibt es spezifische Teamregeln, welche die Kultur im jeweiligen Arbeitsbereich prägen. In unserem Wohnbereich wollen wir folgende Regeln einhalten:	
Organisation *Dienstregelung:* Dienstplanung erfolgt bei uns primär in Abhängigkeit pflegerischer Versorgungsleistung, berücksichtigt aber auch Mitarbeiterbedürfnisse.	• Früh- und Spätdienste versuchen wir nach gerechten Kriterien zu verteilen • Wir treten den Dienst pünktlich, d. h. bereits in Dienstkleidung zum Dienstbeginn an. • Wir wünschen uns die Bereitschaft aller Mitarbeiter/innen, im Bedarfsfall den Dienst zu tauschen
Urlaubsregelung: Die Urlaubsplanung findet unter Berücksichtigung der Aufrechterhaltung pflegerischer Arbeit, gemeinsam im Team statt.	• Wir sprechen unsere Urlaubswünsche im Team ab und planen das Urlaubsjahr gemeinsam. • In den Schulferien berücksichtigen wir Pflegende mit schulpflichtigen Kindern. • In den Hauptreisezeiten melden wir längere als 3 Wochen dauernde Urlaube erst nach Absprache mit den übrigen Teammitgliedern an. • Bei erkennbaren Überschneidungen, suchen wir selbstständig den Kontakt zum/zur jeweiligen Mitarbeiter/in und suchen gemeinsam nach einem Kompromiss.

►

Verteilung der Arbeit im Wohnbereich: Wir versuchen anfallende Tätigkeiten gerecht zu verteilen.	• Vorrangig führen wir bei uns die Bereichspflege als Organisationsform durch. • Erkennen wir, dass ein/eine Kollege/in mit der Arbeit noch nicht fertig ist, dass es zu Überforderung kommt oder er/sie Hilfe benötigt, bieten wir unsere Hilfe an (= bereichsübergreifende Hilfestellung)
Neue Mitarbeiter und Schüler: Pflegende, die sich nicht in unserem Wohnbereich auskennen, werden in das Team integriert.	• Wir nehmen neue Mitarbeiter/innen mit Freundlichkeit und Wertschätzung auf. • Wir weisen sie entsprechend den »Regeln zur Einführung neuer Mitarbeiter/innen« in unseren Wohnbereich ein. • Auszubildende werden entsprechend ihres Ausbildungsstandes hinsichtlich der spezifischen Problem- und Tätigkeitsfelder unserer Wohnbereiche ausgebildet. • Wir bieten dem/der neuen Mitarbeiter/in/Schüler/in einen Mentor, der die Einarbeitungsphase begleitet und offen ist für Fragen.
Wohnbereichsbesprechungen Wir organisieren regelmäßig Wohnbereichsbesprechungen.	• Wir sehen Wohnbereichsbesprechungen als Verpflichtung an, die Teilnahme ist bis auf dringliche Ausnahmen verpflichtend. • Wir geben Impulse zur Verbesserung des Arbeitsklimas oder der Pflegeorganisation. • Wir wertschätzen Argumente und Beiträge anderer. • Wir versuchen in Konflikt- oder Krisensituationen auch die Situation des anderen zu verstehen und suchen den Konsens. • Interne Konflikte, die in Wohnbereichsbesprechungen bearbeitet werden, tragen wir nicht weiter. • Wir wechseln uns in der Protokollführung ab.
Vorschlagswesen im Team Gemeinsam suchen wir nach verbessernden Vorschlägen.	• Wir geben einen neutralen, konstruktiven Impuls in die Wohnbereichsbesprechung, wenn wir verbesserungswürdige Zustände innerhalb der Pflegetätigkeiten oder unserer Zusammenarbeit erkennen. • Wir wertschätzen Vorschläge aller in der Pflege Beschäftigten und auch anderer Berufsgruppen. • Wir prüfen jeden Vorschlag hinsichtlich seiner Eignung. • Wir loben den Mitarbeiter, der gute Ideen einbringt.

▶

Konfliktbewältigung Konflikte werden zwischen den Betroffenen konstruktiv gelöst, im Bedarfsfall Hilfe gesucht.	*wenn wir Fehler oder Konflikte erkennen:* • Wir sprechen Konflikte, die wir mit einem anderen Mitarbeiter haben, direkt mit diesem an. • Wir tragen Probleme nicht direkt an andere. • Wir schenken Gerüchten keinen Glauben. • Wir ersticken Klatsch hinter dem Rücken eines Anderen, indem wir das Gespräch mit der »Klatschbase« abblocken und auf ein Zweiergespräch zwischen den Betroffenen hinweisen. • Wir versuchen das Gespräch ruhig und einfühlsam zu gestalten. • Wir werten nicht, sondern lassen den Anderen seine Lage schildern. • Wir interpretieren nicht sondern hören erst ruhig zu. • Wir zeigen unsere Sicht der Situation sachlich auf. • Wir unterlassen beleidigende und verletzende Aussagen. • Wir versuchen den anderen zu verstehen. • Wir zeigen Bereitschaft, eine gemeinsame Lösung zu suchen. • Wir lassen uns nicht durch Sympathie und Antipathie leiten. • Wir zeigen dem anderen Wertschätzung und Verständnis. • Wir suchen Hilfe und Unterstützung, wenn keine Konfliktbewältigung möglich scheint. *wenn wir Auslöser des Konfliktes oder Verursacher von Fehlern sind:* • Wir stellen unser Verhalten (Fehler) sachlich dar. • Wir übertragen den Fehler, Konflikt nicht auf einen anderen. • Wir rechnen nicht mit den Fehlern anderer auf. • Wir versuchen die Sicht des anderen zu verstehen. • Wir suchen gemeinsam mit dem anderen nach Lösungsvorschlägen.

5.8.5.9 Beschwerdemanagement

Ein Beschwerdemanagement kann verschiedene Zielsetzungen verfolgen. Einerseits zeigt es Strategien auf, die bei einer bereits aufgetretenen Beschwerde dafür sorgen, dass diese unkompliziert und sofort aufgenommen wird, über den schnellsten und richtigen Dienstweg an die richtige Person gelangt und auf dem schnellsten, aber sichersten Weg ausgeräumt wird.

In diesem Fall regelt das Beschwerdemanagement eine bereits aufgetretene Beschwerde. Sicherlich handelt es sich hierbei um einen guten Weg, denn kaum etwas verärgert einen Kunden mehr, als eine Beschwerde, die nicht ernst genommen wird oder auf die keine Resonanz im Sinne einer Problemlösung erfolgt.

Sinnvoller ist es natürlich, ein Beschwerdemanagement auch als ein Instrument zur Beschwerdeprophylaxe zu verstehen, d. h. über Möglichkeiten nachzudenken, die Beschwerden erst gar nicht entstehen lassen. Gemeint ist hiermit ein ständiges Qualitätsmanagement, das bemüht ist, die eigenen Strategien im Sinne einer Prozessoptimierung ständig zu verbessern, sodass beschwerdebedürftige Situationen gar nicht erst auftreten. An dieser Stelle lässt sich auch eine Vernetzung der verschiedenen Konzeptpunkte erkennen. Das Nachdenken über ein adäquates Beschwerdemanagement führt immer auch zu erkennbaren (d. h. in der Vergangenheit wiederholt aufgetretenen) Qualitätsmängeln, die zu Beschwerden führten. Diese gilt es, durch Optimierungsprozesse zu modifizieren und die Ursache der Beschwerde zu beheben.

In diesem Fall stellt sich die Frage:In welcher Weise sind im Beschwerdemanagement Strategien vorhanden, um eine ständige Qualitätsoptimierung zu sichern und damit die Gefahr des Wiederauftretens von Beschwerden zu reduzieren? (z. B. Qualitätszirkel oder Kundenbefragungen zur Evaluation)

Folgende Fragen sollten im Konzept beantwortet werden:

- Besitzen wir in der Einrichtung ein Beschwerdemanagement oder wird dies in Zukunft der Fall sein?
- **Wie** werden bei uns Beschwerden abgefragt? (Hausbriefkasten, Bewohnerbefragungen, Pflegevisite mit Integration der Angehörigen, Meckerzettel)
- **Wie** wird die Beschwerde abgearbeitet? Gibt es Ablaufdiagramme für die Verarbeitung von Beschwerden?
- **Welchen** Weg nehmen bei uns eingegangene Beschwerden?
- **Wer** ist für was zuständig?
- **Welche** Philosophie lenkt unser Verhalten bei Beschwerden? Empfinden wir diese eher als Zumutung bei ohnehin kaum zu bewältigender Arbeit oder sehen wir darin auch eine Chance zur Verbesserung?
- **Welche Form** der Rückmeldung gibt es an den Beschwerdeführer?
- **Wie** gehen wir mit einmal aufgetretenen Beschwerden um? Wie wird das erneute Auftreten des gleichen Problems verhindert?

5.8.5.10 Einführung neuer Mitarbeiter

Neue Mitarbeiter stellen ein großes Potenzial an zukünftiger Unterstützung, aber, besonders in der ersten Phase der Einarbeitung, auch das Risiko zusätzlicher Arbeit dar. In den ersten Wochen ist ein neues Teammitglied nicht immer eine echte Arbeitserleichterung, sondern fordert das restliche Team. Es kann sich (über-)fordert fühlen durch Fragen, durch Suche nach Unterstützung, durch eine andere Art der Arbeitserfüllung, als es das gewohnt ist. Dies kann zu Frust auf beiden Seiten führen. Allein die Perspektive, dass dieser neue Mitarbeiter bald schon eine echte Unterstützung sein wird, sollte zu einer möglichst effektiven Einarbeitung führen. Nur wenn beide Seiten mit der geleisteten Arbeit und mit der Kooperation des jeweils anderen zufrieden sind, kann dieser Mitarbeiter ins Team hineinwachsen und Zufriedenheit erlangen. Die eigentliche Einarbeitungszeit betrifft einen Zeitraum von ca. sechs Wochen. Danach sollte »der Neue« in der Lage sein, eigenverantwortlich zu arbeiten. In dieser Zeit sollte ein Programm zur Einführung neuer Mitarbeiter angewendet werden, um den Prozess möglichst effektiv zu gestalten:

Folgende Fragen gilt es im Konzept zu klären:

- **Wie** erfolgt die Einarbeitungsphase? Geplant oder zufällig?
- **Womit** wird »der Neue« eingearbeitet? Gibt es ein Konzept zur Einarbeitung neuer Mitarbeiter?
- **Was** beinhaltet das Konzept? (Verweise auf ein QM-Handbuch/Wohnbereichs-handbuch sind möglich.)
- **Wer** begleitet den »Neuen« in der Einarbeitungsphase? Wird er einem Mentor/Paten zugewiesen, der sich in der Einarbeitungsphase um ihn kümmert, der ihm entsprechend des Einführungskonzepts das Leben und Arbeiten in und mit der Einrichtung vermittelt und ihm beim Sich-hineinfinden behilflich ist?
- **Wer** kommt als Mentor in Frage? Gibt es spezielle, ausgewählte Mitarbeiter oder zählen alle Fachkräfte zum Pool der Mentoren?
- **Wie** wird die Qualifikation der Mentoren sichergestellt? Erhalten diese vor Übernahme der Tätigkeit eine qualifizierende Maßnahme und werden sie regelmäßig geschult?
- **Welche** Kompetenzen hat der Mentor?
- **Wie** ist die Schnittstelle zur nächst höheren Führungsebene (PDL) organisiert? Wann soll der Mentor z. B. bei Problemen die PDL in den Prozess integrieren?

▶

- **Wie** wird der Verlauf der Einarbeitungszeit evaluiert? Gibt es Gespräche zur Verlaufskontrolle des Einführungsprozesses? Wenn ja – warum werden diese Gespräche geführt? Wer führt sie und mit welchem Ziel? Werden diese Gespräche protokolliert?
- **Wer** entscheidet über den Abschluss der Probezeit? Ist der Mentor bei Probezeitabschlussgesprächen des neuen Mitarbeiters beteiligt?
- **Wie** geht das Leitungsteam mit Ergebnissen von Auswertungsgesprächen in der Einarbeitungsphase um, die darauf hinweisen, dass der Mitarbeiter für das Team und seine Arbeit ungeeignet ist und wie wird dies belegt?
- **Wie, wann** und **womit** kann »der Neue« Anregungen zu Veränderungen geben?

Der neue Mitarbeiter sollte im Rahmen des Einarbeitungskonzeptes in alle für die Durchführung seines Aufgabenfeldes erforderlichen Strukturen und Prozesse eingewiesen werden. Die Einarbeitung sollte hierbei einem organisierten Programm folgen und auf festgelegte Ziele ausgerichtet sein. Innerhalb der Einarbeitungszeit ist die Durchführung der einzelnen Einarbeitungsschritte zu dokumentieren und ggf. erforderliche Wiederholungen oder Vertiefungsprozesse zu beschreiben. Das Einarbeitungskonzept bedarf einer ständigen Anpassung und Weiterentwicklung.«

5.8.5.11 Arbeit mit Auszubildenden

Für die Arbeit mit Auszubildenden können die gleichen Fragen genutzt werden wie für die Einarbeitung neuer Mitarbeiter. Zukünftig werden Auszubildende vermehrt bestimmen können, in welcher Einrichtung sie den praktischen Teil ihrer Ausbildung absolvieren wollen. Eine qualitativ hochwertige Ausbildung durch die Einrichtung und ein menschlich anerkennender Umgang sind wichtig, wenn die Einrichtung auch künftig über Auszubildende verfügen möchte.

5.8.5.12 Unterstützung der Einarbeitungsphase durch Mentoren

Die Einarbeitung neuer Mitarbeiter und die Anleitung von Auszubildenden wird vielfach dem Zufall überlassen. Ob ein neues Teammitglied sich schnell in die bestehenden Strukturen einfügen und autonom und zufrieden seine Arbeit bewältigen kann, hängt somit allein von ihm selbst ab. Da die neue Kollegin jedoch nicht wissen kann, welche Erwartungen an sie gestellt werden oder welche Besonderheiten im Arbeitsablauf zu berücksichtigen sind, ist das Ergebnis der Einarbeitungsphase häufig für beide Seiten eher unbefriedigend. Die »Neue« fühlt sich alleingelassen, das Team ist frustriert, weil es sich schneller einen »funktionierenden« Kollegen gewünscht hat.

Um hier Abhilfe zu schaffen, gibt es verschiedene Möglichkeiten. Zum einen kann ein Wohnbereichs-/QM-Handbuch wertvolle Hilfestellungen geben und insbesondere den Ablauf bestimmter Maßnahmen aufzeigen. Ein Pflege- und Betreuungskonzept kann die Ziele der pflegerischen Tätigkeit in der Einrichtung aufzeigen und bestimmte Zusammenhänge im Organisationsablauf der Einrichtung verdeutlichen. Dennoch bleibt selbst bei Einsatz dieser beiden Maßnahmen ein Restrisiko, weil alle schriftlichen Informationen in der Verwertung durch den neuen Kollegen der Interpretation unterliegen. Was aus einem Text oder einer Anweisung an Botschaften entnommen wird, hängt vom Erfahrungshorizont, von der augenblicklichen Gestimmtheit und vom Grad der Geübtheit des Lesers, mit schriftlichen Texten umzugehen, ab. Praxisanleiter und Mentoren können hier eine Abhilfe schaffen.
Während Praxisanleiter sich bevorzugt um die Anleitung, d. h. um ein praktisches Training kümmern und damit eher ein Fertigkeitentraining begleiten, stellen Mentoren eine Art Begleitung durch die erste Zeit dar. Sie sind zuständig für alle Fragen, Probleme und Lernaktivitäten für einen Zeitraum, der je nach Einrichtung zwischen sechs und zwölf Wochen beträgt. Sie verfolgen die Einarbeitungszeit und sind bei der Bewertung der Probezeit beteiligt.
Im Pflegekonzept sollten beide Möglichkeiten getrennt behandelt werden, da sie unterschiedliche Auswirkungen auf den neuen Mitarbeiter und auf das Team haben.

Welche Auswirkungen haben Mentoren in einer Einrichtung auf die Qualität der Pflege und Betreuung?

Mentoren sorgen für eine problemlose (oder problemarme) Einführung des neuen Mitarbeiters in die Einrichtung. Da dieser Prozess der »Einpassung« ins Team von einem bestimmten Mitarbeiter durchgeführt wird, muss sich nicht jedes einzelne Teammitglied für diese Aufgabe verantwortlich fühlen. Der Prozess kann kontinuierlich vorangetrieben werden, ein Vorteil, der bei fehlender Mentorentätigkeit nicht vorhanden ist – hier wird der Mitarbeiter nicht selten verunsichert, weil ihm verschiedene Mitarbeiter möglicherweise unterschiedliche Wege und Ziele zeigen.

Für den Bewohner bedeutet eine durch einen Mentor angeleitete Einarbeitungsphase ein wesentlich höheres Maß an gleichbleibender Qualität im Prozess der Pflege und damit auch im Ergebnis. Der Bewohner kann darauf vertrauen, dass es nicht dem Zufall überlassen bleibt, ob er in der gleichen Art und ohne Probleme weiter versorgt wird.

In einigen Einrichtungen lässt sich bei Einführung durch einen Mentor eine geringere Fluktuation in der Probezeit erkennen – eine Auswirkung, die sowohl dem Team wie dem Bewohner zugute kommt. Wenn in einer Einrichtung bislang keine

Konzepte für Mentoren und/oder Praxisanleiter bestehen, empfiehlt es sich, dies für die Zukunft zu planen.

Folgende Fragen können hilfreich sein:
- Findet in unserer Einrichtung die Einarbeitungsphase mit Begleitung durch einen Mentor statt? Wenn diese Frage mit Ja beantwortet wird:
  - **Wie** wird der jeweilige Mentor ausgewählt? Wer ist zuständig?
  - **Wo** und **wie** wird visualisiert, welcher Mentor für welchen Mitarbeiter zuständig ist?
  - **Welche** Aufgaben hat der Mentor? Gibt es ein standardisiertes Programm für die Einarbeitung?
  - **Wie** wird evaluiert? Gibt es schriftliche Erfassungsbögen, um die Entwicklung des neuen Mitarbeiters zu dokumentieren?
  - **Wie** ist der Verantwortungsbereich des Mentors geregelt? Ist festgelegt und erkennbar, für welche Fragestellungen der Mentor zuständig ist? (Nur fachliche Fragen oder auch persönliche Probleme des »Neuen«?)
  - **Welche** Qualifikation soll der Mentor aufweisen? Besitzt der Mentor eine entsprechende Qualifikation?
  - Sind zeitliche Ressourcen festgelegt, in denen der Mentor und der »Neue« das »Einarbeitungskonzept« erarbeiten oder erfüllen können?
  - **Welche** Regelungen gibt es für den Fall, dass der Mentor und der »Neue« sich unsympathisch sind oder der festgelegte Mentor längerfristig krank wird?
  - Wird die Tätigkeit des Mentors evaluiert und ggf. modifiziert?
  - **Wie** und wann kommuniziert der Mentor mit WBL/PDL/HL?

5.8.5.13 Praxisanleiter

Praxisanleiter unterstützen einen Auszubildenden oder (in selteneren Fällen) neuen Mitarbeiter beim Erlernen bestimmter praktischer Tätigkeiten. Sie leiten den Prozess an.
Wenn in einer Einrichtung ein bestimmtes Ziel in der Pflege oder die Durchführung einer Maßnahme in einer vorgegebenen, standardisierten Form gefordert ist, kann die Erreichung nicht dem Zufall überlassen bleiben. In der theoretischen Ausbildung werden Pflegemaßnahmen nicht immer vollkommen identisch unterrichtet, sodass ein neuer Mitarbeiter möglicherweise einen anderen Standard kennt, als den in der Einrichtung gewünschten. Die Vorgabe eines Prozessablaufs oder eines Ziels reicht jedoch allein oft nicht aus. Selbst wenn diese Vorstellungen differenziert in einem Konzept oder in einem Standard visualisiert sind, kann nicht von

einer automatischen Umsetzung ausgegangen werden – denn Kennen und Können sind zwei aufeinander aufbauende Qualifizierungsebenen.

Das Können setzt den Einbau des gelernten, neuen Inhalts in das bereits bestehende Wissen voraus und leitet eine Überprüfung und ggf. Modifikation ein. Praxisanleiter unterstützen diesen Prozess. Gemeinsam mit dem Auszubildenden wird die theoretische Grundlage der späteren praktischen Handlung diskutiert und erarbeitet. Gemeinsam werden die einzelnen Schritte der Aktivität durchgeführt und schließlich in der nächsten Stufe – wenn der Lernende die Maßnahme allein durchführt – überprüft und reflektiert. Leider ist es so, dass in einigen Einrichtungen Auszubildende ein bis zwei Tage mit einer examinierten Fachkraft »mitlaufen« und dann »ins kalte Wasser springen« müssen. Die fachkompetente Umsetzung der Maßnahme in einrichtungsspezifischer, gewünschter Weise bleibt dann dem Zufall überlassen.

Folgende Fragen können hilfreich sein:

- Wird bei uns eine Praxisanleitung durchgeführt?
  Wenn die Frage mit Ja beantwortet wird:
  - **Warum** bietet die Einrichtung eine Praxisanleitung an – welche Ziele verfolgt sie damit?
  - Durch **wen** wird sie durchgeführt? – Altenpflegeschule, Praxisanleiter (mit Abschluss eines speziellen Kurses) aus der Einrichtung, Praxisanleiter aus der Einrichtung ohne Abschluss eines speziellen Kurses?
  - Für **welche** Zielgruppen gibt es Praxisanleitungen?
  - **Wann**, d.h. zu welchem Zeitpunkt und **wie oft** findet eine Anleitung statt?
  - In **welchen** Bereichen findet die Anleitung statt? Gibt es Richtlinien über die Tätigkeiten, in denen eine Anleitung stattfinden soll?
  - Innerhalb **welcher** Grenzen kann der Praxisanleiter eigenverantwortlich agieren (z.B. Anleitungssituationen festlegen)?
  - Nach **welchen** Kriterien wird angeleitet? Gibt es standardisierte Inhalte/Anleitungsprotokolle für die Anleitungssituation?
  - Nach **welchen** Kriterien wird die Anleitungssituation ausgewertet?
  - **Welche** Strategien sind geplant, als Anschlussmaßnahme für Anleitungssituationen, in denen erkennbare Defizite oder Probleme des neuen Mitarbeiters auftraten?
  - **Wie** wird der Praxisanleiter weitergebildet? Gibt es Qualifizierungsmaßnahmen für die Praxisanleiter?

▶

- **Wie** werden zeitliche Ressourcen geschaffen? Wird der Praxisanleiter zur Erfüllung seiner Aufgabe stundenweise von der Routinetätigkeit freigestellt?
- **Wie** und **wann** kommuniziert der Praxisanleiter mit der WBL/PDL/HL? Gibt es festgelegte Zyklen, in denen sie sich austauschen oder bedarf es erst einer Problementstehung? (ggf. Eintrag ins Kommunikationsdiagramm)

Praxisanleitungen, die durch einen Pflegeberater oder durch eine Altenpflegeschule durchgeführt werden, bieten den Vorteil, dass Prozesse, deren Qualität durch eine zunehmende Betriebsblindheit die Toleranzgrenze verlassen (d.h. bei denen sich gravierende Mängel bis hin zur Gefährdung des Bewohners eingeschlichen haben), im intermittierenden Prozess überprüft und ggf. »normalisiert« werden. Der Austausch mit Einrichtungen oder »Fachleuten«, die Informationen über aktuelle pflegewissenschaftliche Kenntnisse und über neue gesetzliche Regelungen besitzen, kann verhindern, dass die Einrichtung sich ihr eigenes »Qualitätsniveau« schafft, das im Falle einer MDK-Qualitätskontrolle zu einer Mängelliste führen würde.

Der Bewohner einer Einrichtung, in der ständig neue Kenntnisse und Informationen über die Praxisanleitung hineingetragen werden, können sich wesentlich sicherer fühlen hinsichtlich der angebotenen Maßnahmen.

5.8.5.14 Zielvereinbarungsgespräche

Die Vereinbarung gemeinsamer Ziele soll einen höheren Grad und eine bessere Qualität der Ergebnisse eines gemeinsamen Prozesses erreichen helfen. Ohne eine Zielvereinbarung kann es passieren, dass verschiedene Menschen unterschiedliche Ziele anstreben und schließlich enttäuscht sind, dass der andere nicht so dachte und handelte wie sie selbst. Zielvereinbarungsgespräche werden in der Literatur unter zwei verschiedenen Kontexten behandelt.

5.8.5.15 Zielvereinbarungsgespräche als Qualitätssicherungsmaßnahme im Rahmen der Fort- und Weiterbildung

Zum einen dienen Zielvereinbarungsgespräche der Entwicklung eines individuellen, an den jeweiligen Mitarbeiterbedürfnissen orientierten Fortbildungskonzepts, das gleichzeitig auf eine optimale Ressourcennutzung in der Einrichtung abzielt. Dabei wird die Schnittstelle zwischen Mitarbeiter und Organisation unter verschiedenen Fragestellungen beleuchtet, um für beide Seiten ein möglichst optimales Ergebnis zu erzielen. Jeder Mitarbeiter hat von sich und seinen Fähigkeiten,

Problemen, Schwächen und Stärken eine Vorstellung und plant eine bestimmte Entwicklung (Karriere). Das Management der Einrichtung plant möglicherweise bestimmte Strategien für die Zukunft, bei der Mitarbeiter mit entsprechenden Qualifikationen benötigt werden. Durch gemeinsame Gespräche können diese beiden Interessensbereiche zusammengeführt und ein Abgleich notwendiger Maßnahmen erreicht werden.

Beispiel
Schwester A. erkennt, dass ihr die Betreuung Schwerstkranker und Sterbender besonders am Herzen liegt und dass sie häufig darüber nachdenkt, wie sie die derzeitige Versorgungslage dieser Menschen verbessern könnte. Oft fühlt sie sich hilflos in ihren Aktivitäten. In der Einrichtungsleitung wird darüber nachgedacht, zukünftig eine Palliativabteilung einzurichten – ein Bereich, in dem ausschließlich Sterbende oder Menschen, die in kurzer Zeit sterben werden, versorgt, betreut und gepflegt werden sollen. Für diese Station wird eine qualifizierte Pflegekraft gesucht, die die Organisation unter professionellen Zielen durchführt und das Wohl dieser Menschen in den Mittelpunkt ihrer Gedanken und ihres Handeln setzt. Schwester A. scheint die Richtige zu sein. Die Pflegedienstleitung ist dennoch verunsichert, da Schwester A. bereits mehrmals gegenüber Kollegen Kündigungswünsche geäußert hat. In einem gemeinsamen Gespräch stellt die Pflegedienstleitung Schwester A. die Perspektive vor und klärt deren Interesse, an einer geeigneten Qualifizierungsmaßnahme (z.B. Palliative Care) teilzunehmen, ab. Beide Seiten einigen sich – beide haben das Gefühl, von der beiderseitigen Vereinbarung zu profitieren.
Ohne gemeinsame Klärung hätte Schwester A. möglicherweise die Einrichtung verlassen.

Diese Art von Zielvereinbarungsgesprächen wird zum Teil auch als Entwicklungsgespräch oder Mitarbeitergespräch bezeichnet.

Dafür sollte es einen Fragenkatalog geben:
- **Welche** Wünsche hat der einzelne Mitarbeiter? Welche Tätigkeiten würden ihn langfristig zufriedenstellen? Welches Aufgabenfeld strebt er an?
- **Welche** Anforderungen stellt die Einrichtung jetzt und langfristig an den Mitarbeiter?
- **Welche** Ressourcen hat der Mitarbeiter, die durch eine Qualifizierungsmaßnahme weiter optimiert werden könnten?
- **Welche** Tätigkeiten kämen langfristig gesehen für den Mitarbeiter in Frage?
- **Wie** kann der Mitarbeiter am sinnvollsten in der Einrichtung eingesetzt werden?
- **Welche** Qualifizierungsmaßnahmen wären möglich und geeignet, um den Qualifizierungsbedarf zu erfüllen?

- **Wie** kann ein finanzielles Arrangement zwischen Einrichtung und Mitarbeiter aussehen? Kann die Einrichtung dem Mitarbeiter die Qualifizierungsmaßnahme ermöglichen? (z. B. finanzielle Erstattung der Kurskosten, Freistellung etc.) Kann die Einrichtung einen Teil der Unkosten für die Qualifizierungsmaßnahme übernehmen und den Mitarbeiter so motivieren, an der Maßnahme teilzunehmen? (z. B. Freistellung durch die Einrichtung bei Fortzahlung der Bezüge; Übernahme der Kurskosten durch den Mitarbeiter)
- Berät die Einrichtung den Mitarbeiter nur hinsichtlich der Möglichkeit, z. B. eine Leitungsstelle bekommen zu können, wenn der Mitarbeiter die Kosten für die Maßnahme selbst und vollständig trägt?
- **Wie** wird die Qualifizierungsmaßnahme bzw. der Mitarbeiter im Gesamtkonzept der Einrichtung platziert? Passt diese Planung in das Gesamtkonzept der Einrichtung?

Bei derartigen Zielvereinbarungsgesprächen ist es sinnvoll, die langfristige Entwicklung der Einrichtung im Blick zu haben und z. B. schon vor der Einrichtung eines Bereichs für Hausgemeinschaften eine potenziell geeignete Kraft entsprechend zu qualifizieren. So können manche Frustrationen und einige gescheiterte Projekte verhindert werden.

Im Pflegekonzept sind folgende Fragen zu beantworten:
- Gibt es in unserer Einrichtung Zielvereinbarungsgespräche als Mittel der Karriere und Ressourcenplanung?
- **Wann** finden diese Gespräche statt? Gibt es festgelegte Zyklen oder Zeiträume, die für jeden Mitarbeiter erkennbar sind oder finden sie eher zufällig, anlassbezogen statt?
- Mit **welchen** Mitarbeitern werden Zielvereinbarungsgespräche durchgeführt? (Einzelfall oder alle?) Sind diese im Rahmen des Qualitätsmanagements fest eingeplant?
- **Wer** führt derartige Gespräche? Finden diese Gespräche schon auf der Wohnbereichsebene statt, z. B. zwischen Wohnbereichsleitung und Pflegemitarbeiter (z. B. um wohnbereichsspezifische Entwicklungen zu kanalisieren) oder nur auf der Pflegedienstleitungs- oder Heimleitungsebene? »Das Ziel bestimmt die Methode.« Dieser Grundsatz kann bei der Planung von Zielvereinbarungsgesprächen Geltung finden und die Entscheidung für die Durchführung auf einer oder mehreren Ebenen erleichtern. Auch kann es sinnvoll sein zu überlegen, ob die Anwesenheit eines Lernberaters als Ergänzung zum Team der Einrichtung hilfreich wäre. Dieser würde über die zur Zeit möglichen Angebote entsprechender sinnvoller Quali- ►

fizierungsgänge beraten, ggf. die Vorbildung des Pflegemitarbeiters hinsichtlich der Anschlussfähigkeit der Maßnahme überprüfen. Darüber hinaus kann er über mögliche »Brückenkurse« informieren, die vorhandene Qualifizierungslücken schließen könnten.

- **Warum,** d.h. mit welchem Ziel werden Zielvereinbarungsgespräche dieser Art in der Einrichtung geführt? Sowohl für Mitarbeiter als auch für Außenstehende, die das Konzept einsehen können, sollten die Vorteile, die Zielsetzung und die Motivation für diese Maßnahme erkennbar sein. Hierbei sind verschiedene Fragen zu stellen: Welche Vorteile hat die Durchführung dieser Gespräche für den Bewohner? Welche für den Mitarbeiter? Welche für die Einrichtung?
- **Wie** werden die Inhalte des Zielvereinbarungsgesprächs dokumentiert? Gibt es Vordrucke oder Checklisten? Wo werden die Unterlagen aufbewahrt? Wie verbindlich sind Vereinbarungen, die in diesem Gespräch getroffen worden?
- **Wann** und **wie** wird der Erfolg der Zielvereinbarungsgespräche und der eingeleiteten Maßnahmen evaluiert?

5.8.5.16 Zielvereinbarungsgespräche als Strategie zur Optimierung des Mitarbeiterverhaltens

Zielvereinbarungsgespräche können auch als Möglichkeit genutzt werden, nicht erwünschtes Verhalten eines Mitarbeiters in die gewünschte Richtung zu lenken. Als Ziel wird hierbei das angestrebte Mitarbeiterverhalten gesehen. Nicht selten treten Uneinigkeiten über die richtige oder falsche Strategie einer Maßnahme oder über ein geeignetes oder ungeeignetes Ziel auf. Vielfach liegt die Ursache derartiger Dissonanzen in der unzureichenden Absprache über anzustrebende Ziele zwischen der Leitungsebene und einem Mitarbeiter oder zwischen einzelnen Mitarbeitern.

Soll ein bestimmtes Ziel erreicht und vielleicht sogar eine ganz bestimmte Strategie auf dem Weg zur Zielerreichung durchgeführt werden, sind Absprachen erforderlich. In vielen Einrichtungen bleiben solche Absprachen jedoch dem Zufall überlassen und es entsteht Enttäuschung auf beiden Seiten, wenn die geleistete Arbeit unterschiedlich bewertet und ausgeführt wird.

Zielvereinbarungsgespräche dienen damit vor allem der Festlegung gemeinsamer Ziele und Strategien. Ja nach gelebtem Menschenbild in einer Einrichtung können solche Vereinbarungen bereits vor Beginn einer Maßnahme als vorangehende

Absprache erfolgen oder nur dann eingesetzt werden, wenn das Mitarbeiterverhalten vom gewünschten abweicht.

In einer Zielvereinbarung sollten folgende Fragen geklärt werden:

- **Warum** werden derartige Zielvereinbarungsgespräche in der Einrichtung durchgeführt? In welcher Weise profitieren Bewohner, einzelne Mitarbeiter, Team oder Einrichtung?
- **Wann** oder **wie oft** finden solche Zielvereinbarungsgespräche statt? Gibt es festgelegte Intervalle, in denen die Übereinstimmung zwischen der Erwartung der Einrichtung und der des Mitarbeiters einen Abgleich erfahren? Eine solche Regelmäßigkeit hat den Vorteil, dass Zielvereinbarungsgespräche auch als Instrument genutzt werden, um positive Evaluationen durchzuführen. Wenn diese Gespräche nur dann stattfinden, wenn ein Mitarbeiter sich nicht adäquat verhält, bekommen sie schnell einen negativen, Angst auslösenden Charakter.
- **Wer** ist die geeignete Ebene für ein Zielvereinbarungsgespräch? (Evtl. Unterscheidung zwischen bestimmten Zielvereinbarungsgesprächen, die auf Wohnbereichsleitungsebene stattfinden können, wie etwa bei mehrmals erfolgter unzureichender Durchführung bestimmter Maßnahmen in der Pflege und anderen, die in Zusammenarbeit mit der PDL erfolgen müssen. Hier sei beispielhaft der mehrmals aufgetretene verspätete Arbeitsantritt bei Dienstbeginn genannt.

Ein Gesprächsvordruck könnte folgende Fragen aufweisen:

- **Wie** genau soll das gewünschte Ergebnis einer Leistung aussehen? (Quantitative und qualitative Beschreibung)
- **Welche Strategie** soll im Prozess eingesetzt oder durchgeführt werden? (Evtl. auf Standard oder Richtlinien des Konzepts verweisen)
- Bis **wann** soll das gewünschte Verhalten umgesetzt worden sein?
- **Wie** und **durch wen** wird die Evaluation durchgeführt?
- **Welche Konsequenzen** folgen bei Nicht-Einhaltung der Zielvereinbarung? (Z.B. erneutes Zielvereinbarungsgespräch, dann 1. Abmahnung, 2. Abmahnung, Kündigung.)
- **Wie** wird das Gespräch dokumentiert und wo werden die Unterlagen aufbewahrt?

Findet das Zielvereinbarungsgespräch auf Grund eines festgestellten defizitären oder unerwünschten Mitarbeiterverhaltens statt, bietet sich die schriftliche Protokollierung an, damit beide Seiten eine verbindliche und überprüfbare Grundlage ihrer Vereinbarung erhalten. Im Anschluss an das Zielvereinbarungsgespräch unterschreiben beide Gesprächspartner das Protokoll (siehe Abbildung 12, S. 98).

Zielvereinbarungsgespräch (Protokoll)

Gesprächspartner: ______________________________

____

Grund des Zielvereinbarungsgesprächs (Stichwort)

____

Nähere Angaben zu/r Situation/en
Am .... (Datum) ereignete sich folgende Situation. ______________

____

____

______________________________.

Die aufgezeigte Situation wurde von Frau/Herr in der beschriebenen Form vorgebracht.
Mögliche Zeugen sind ______________ und ______________.

Der zur Zielvereinbarung eingeladene Mitarbeiter schildert die Situation aus seiner Sicht wie folgt: ______________________________

____

____

Es wird folgendes Verhalten des Mitarbeiters vereinbart (genaue Angabe zur Umsetzung, ggf. zu benötigten Materialien, zur Vorbereitung etc.).

____

____

Das beschriebene Verhalten ist ab sofort umzusetzen.

Mit dieser Vereinbarung sind beide Seiten einverstanden.

____

Mitarbeiter Unterschrift   Leitung Unterschrift

Das angestrebte Verhalten wird am: ______________ evaluiert.

Bei Nicht-Umsetzung erfolgen folgende Konsequenzen. (Der Mitarbeiter wird dann über das weitere Vorgehen informiert).

Konsequenzen: ______________________________

____

____

Das Protokoll geht in Kopie an den Mitarbeiter und wird zunächst der Personalakte beigeheftet.

Abb. 12: Protokoll eines Zielvereinbarungsgesprächs.

5.8.5.17 Standards

»Standards bestimmen nach einer Definition der WHO ein professionell abgestimmtes Leistungsniveau der Pflege, das den Bedürfnissen der zu versorgenden Bevölkerung entspricht. Kriterien bilden die messbaren Elemente der Standards« (vgl. *Harsch; Hellige; Hundt* u. a.1994).

Standards regeln in der praktischen Pflege z. B.:

- In welcher **Art und Weise** eine Maßnahme durchgeführt werden soll.
- **Welche Ziele** anzustreben sind, welche Qualität angestrebt wird.
- **Wie** ständig wiederkehrende Arbeitsabläufe zu handhaben sind.
- **Wer** diese Maßnahme durchführen kann/soll (Zuständigkeit und Verantwortung).

In der MDK-Richtlinie zur Prüfung der Qualität wird das Vorhandensein und die Anwendung von Standards überprüft. *»Standards/Richtlinien/Leitlinien sollen den individuellen Bedingungen der Einrichtung angepasst sein. Von größter Bedeutung ist der Prozess der Einführung und Umsetzung. Bei der Anwendung der Standards/Richtlinien/Leitlinien müssen die individuellen Bedürfnisse der Bewohner berücksichtigt werden. Standards/Richtlinien/Leitlinien sind für die Mitarbeiter verbindlich, sie müssen nachvollziehbar dokumentiert und regelmäßig angepasst werden. Die Anzahl der eingesetzten Standards/Richtlinien/Leitlinien sollte überschaubar sein. Erfahrungsgemäß sind Standards/Richtlinien für folgende Situationen sinnvoll:*

- *Situationen, in denen der Einrichtung immer wieder Fehler unterlaufen*
- *Situationen, die für die Pflegeeinrichtung ungewöhnlich oder risikobehaftet sind*
- *Einzug der Bewohner in eine stationäre Einrichtung*
- *Gespräch vor oder beim Einzug*
- *Krankenhausaufenthalte der Bewohner*
- *Notfälle*
- *Maßnahmen der Ersten Hilfe*
- *Sterbebegleitung*
- *Umgang mit Verstorbenen*
- *Krankenhausaufenthalte«*

(vgl. *Sowinski; Kämmer* 1995).

Die in vielen Einrichtungen vorliegenden Mikrostandards, die die Handhabung abgegrenzter kleiner (daher Mikro) Leistungen beschreiben, sind inzwischen nicht immer sinnvoll. Nicht selten liegen in verschiedenen Einrichtungen 100 und mehr solcher Standards in einem Ordner. Das hat viele Nachteile:

- *Eine solche Vielzwahl ist kaum einem Mitarbeiter wirklich bekannt.* Bei Angabe in der Pflegeplanung, dass eine Pflegeleistung nach Standard Nr. X durchgeführt wird, zeigt sich dann in der Pflegepraxis häufig eine nicht übereinstimmende Handlung. In diesem Fall gibt es im Audit, d.h. bei Überprüfung, den Vermerk einer Soll-Ist-Abweichung.

- *Die Standards werden vorrangig durch eine Mitarbeitergruppe entwickelt.* Nicht immer ist der professionelle, aktuelle Wissensstand vorhanden (der Standard ist dann eher durch die allgemeine Handlungspraxis geprägt)
- *Die Forderung der Überarbeitung in festgelegten Abständen* (z.B. alle zwei Jahre) wird nicht eingehalten.
- *Es entsteht der Eindruck, dass die eigentliche Leistung am Bewohner nicht mehr den individuellen Anforderungen* (Wünsche, Gewohnheiten und Abneigungen) folgen darf, sondern nach dem starren Schema des Standards erfolgen muss. Eine individuelle, bewohnerorientierte Pflege ist so nicht möglich.

Es empfiehlt sich daher, die Expertenstandards des DNQP (Deutsches Netzwerk zur Qualitätssicherung in der Pflege) anzuwenden. Dies sind Standards, die komplexe Handlungsabläufe regulieren, aber für einzelne, abgegrenzte Leistungen (wie z.B. Analyseverfahren, Planung und Durchführung von Maßnahmen auf der Mikrobene) keine Festlegungen machen.

Folgende Fragen können sinnvoll sein:

- Werden Standards des DNQP eingesetzt? Richtet sich die Einrichtung in ihren Handlungen danach?
- **Welche** Standards werden eingesetzt?
- Für **welche** Berufsgruppen sind die Standards richtungsweisend? (Pflege oder auch Soziale Betreuung, Hauswirtschaft usw.)
- **Wie** sind die Standards des DNQP mit anderen Standards verknüpft?

5.8.5.18 Qualitätshandbücher/Wohnbereichshandbücher

Während Qualitätshandbücher oftmals zentral und mit identischen Inhalten für alle Wohnbereiche erstellt werden, vermitteln Wohnbereichshandbücher der jeweiligen Ebene Informationen, die wohnbereichsspezifisch, sozusagen individuell und persönlich, sind.

Hierbei können sich einzelne Inhalte unterscheiden. Wohnbereichshandbücher geben einen Überblick über die Strukturen und Prozesse des jeweiligen Wohnbereichs. So kann sich ein Mitarbeiter in der Einarbeitungsphase oder ein Bewohner oder Angehöriger einen Einblick über die Arbeit und das Leben in diesem Wohnbereich verschaffen. Da sich die einzelnen Wohnbereiche voneinander unterscheiden, müssen Handbücher spezifisch darauf ausgerichtet werden. Ein vorhandenes Wohnbereichshandbuch oder Qualitätshandbuch zeigt, dass die Einrichtung sich über eine möglichst optimale Gestaltung ihrer Prozesse Gedanken macht. Durch das Handbuch werden festgelegte Verfahren transparent. Dies schafft eine weitgehende Sicherheit, dass die angestrebten Ergebnisse zu erzielen sind.

Folgende Fragen können bei der Konzepterstellung helfen:
- Gibt es ein Wohnbereichshandbuch?
- **Welche** Ziele verfolgen wir damit?
- **Was** sind inhaltliche Punkte? Gibt das Wohnbereichshandbuch eine Abbildung des Wohnbereichs, seinen Räumen und deren Lokalisation wieder? Werden die wichtigsten Prozesse nachvollziehbar beschrieben?

Fragen einer Checkliste können sein:
- **Wie** ist der Wohnbereich organisiert? Lässt sich die Organisation den Wohnbereichs erkennen (Wie viele Mitarbeiter sind im Frühdienst, im Spätdienst und im Nachtdienst tätig? Wie hoch ist der Anteil an Fachkräften in der jeweiligen Schicht?)
- **Wie** oder **wo** sind die im Wohnbereich tätigen Mitarbeiter erkennbar? Sind sie namentlich und mit Foto aufgeführt?
- **Welche** Aktivitäten finden im Wohnbereich statt? Ist erkennbar, welche Aktivitäten im Wohnbereich angeboten werden?
- **Wie** verläuft der Tag? Lässt sich die Tagesstrukturierung erkennen?
- **Wann** kann der Bewohner besucht werden? Sind mögliche Besuchszeiten angegeben und wo sind diese für einen Außenstehenden erkennbar?
- **Wie** sollen sich die Mitarbeiter in verschiedenen Situationen verhalten? Sind die wichtigsten Verfahrensanweisungen (z. B. Verhalten im Urlaubs- und Krankheitsfall) vorhanden oder findet sich der Verweis auf eine entsprechende Quelle? Ggf. Teamregeln oder Verfahrensanweisungen einheften.
- **Wo** wird definiert, wie die Standards zu verwenden sind? Finden sich Hinweise zu vorhandenen Standards und zu ihrer Verwendung?
- **Wer** ist für was zuständig? Lassen sich Zuständigkeiten für bestimmte Aufgaben ersehen (z. B. Zuständigkeit für bestimmte Pflegeplanungen, Zuständigkeit der Unterstützung bei der MDK-Einstufung usw. ggf. Organigramme einfügen)?
- **Wer** ergänzt die Arbeit des Wohnbereichs? Gibt es einen Vernetzungsplan, der erkennen lässt, mit welchen weiteren Berufsgruppen oder Dienstleistern der Wohnbereich kooperiert? (Wie sieht z. B. die Kooperation mit dem Frisör aus?)

Ähnliche Fragestellungen lassen sich auch für die Erstellung und Überarbeitung von Qualitätshandbüchern aufstellen.

5.8.5.19 Fort- und Weiterbildungen, Literatur

Die Unterscheidung zwischen Fort- und Weiterbildung ist im allgemeinen Bildungsbereich nicht mehr üblich. Hier werden alle Bildungsmaßnahmen, die nach einer Erstausbildung durchgeführt werden, als Weiterbildung bezeichnet. Da im Gesundheitsbereich die Unterscheidung weiterhin vorgenommen wird, soll sie an dieser Stelle nur kurz erläutert werden.

Bislang galten Maßnahmen als Fortbildung, wenn sie an eine bereits abgeschlossene Erstausbildung anknüpften und ein Thema behandelten, ohne jedoch zu einer höheren Qualifizierung im Sinne eines anerkannten Abschlusses zu führen (z. B. Basale Stimulation®, Pflegetheorien und Pflegemodelle). Weiterbildungen dauerten meist länger (oft mehrere Monate bis Jahre) und führten zu einem anerkannten Abschluss, vielfach mit Zertifikat (z. B. Weiterbildung zur Wohnbereichsleitung, Pflegedienstleitung). Im Folgenden soll auf diese Unterscheidung nicht mehr näher eingegangen werden.

Bildungsmaßnahmen in der Erwachsenenbildung (auch als tertiärer Sektor bekannt) – und dazu gehören alle Maßnahmen, die nach einer Erstausbildung durchgeführt werden – zielen neben dem Erwerb neuer Kenntnisse vor allem auch auf die Reflexion eingenommener Standpunkte und Ansichten ab. Sie sollen dem Mitarbeiter dazu verhelfen, seinen Kenntnisstand zu überprüfen und ggf. eine neue Perspektive einzunehmen. Neues Wissen wird mit bereits vorhandenem verknüpft. Wirksame Pflegetechniken sollen veraltete ersetzen. Um derartige aktuelle Kenntnisse anwenden zu können, bedarf es zuerst der Informationsaufnahme durch den Mitarbeiter. Ohne Bildungsangebote und ohne geleitete Bildungsarbeit bleibt die Neuorientierung und Neuinformation manchmal aus. Insbesondere der ständig steigende Arbeitsdruck, zahlreiche Überstunden, Frustration und ein hoher Krankenstand »verleiden« dem Pflegenden möglicherweise die Auseinandersetzung mit der Materie »Pflege« in seiner Freizeit.

Folgende Fragen sind im Pflegekonzept zu klären:

- Bietet die Einrichtung Bildungsangebote an? Wenn ja, welche?
- **Warum** bietet die Einrichtung Bildungsangebote an? Gründe könnten z. B. sein: Zielsetzung, dem Bewohner stets eine den aktuellen pflegewissenschaftlichen Kenntnissen entsprechende Pflege und Betreuung anbieten zu können; bei den Pflegemitarbeitern ständig eine Überprüfung und ggf. Modifikation der vorhandenen Einstellungen und Wissensbestände zu erreichen; an der aktuellen Diskussion teilzuhaben und Erfüllung der MDK-Prüfrichtlinie (vgl. MDK-Prüfrichtlinie 2005:33).
- **Wer** kann an den Fortbildungen teilnehmen? Finden diese nur für die Mitarbeiter der Pflege statt oder werden regelmäßig auch Mitarbeiter der Sozialen Betreuung und der Pflege eingebunden?
- **Was,** d. h. welche Materialien stehen in der Einrichtung zur Verfügung, um Kenntnisse aufzufrischen und an neue pflegewissenschaftliche Informationen zu gelangen?
- **Wie** werden in der Einrichtung Bildungsmöglichkeiten geschaffen? Gibt es Literatur, die jederzeit erreichbar ist (vgl. auch MDK-Prüfrichtlinie 2005:33)? Werden Zeitschriften mit einem Verteiler in der Einrichtung verteilt oder gibt es einen Rundlauf? Sind ausreichend geeignete Fachbücher jederzeit für den Mitarbeiter zugängig? Werden Fortbildungsmaßnahmen angeboten? Gibt es wohnbereichsspezifische Bildungsangebote, die durch die dort tätigen Mitarbeiter organisiert werden? Schulen Zuliefererfirmen (z. B. Inkontinenzmaterial, Stomahilfsmittel-Zulieferer, Firmen für Antidekubitusmatratzen) die Mitarbeiter hinsichtlich ihrer Produkte?
- **Wie** werden Bildungsprozesse initiiert und gesteuert? Gibt es standardisierte Vorgehensweisen, z. B. darüber, wie Mitarbeiter an Pflegezeitschriften gelangen können oder wie sie sich für die Teilnahme an Fortbildungen melden können? Geht die Initiative vom Mitarbeiter aus, wird sie durch die Wohnbereichs- oder Pflegedienstleitung ausgelöst oder findet sie in einem gemeinsamen Zielvereinbarungsgespräch statt (siehe Seite 79)? Diese Frage ist außerordentlich wichtig: Bleibt die Auswahl und Initiierung nämlich dem Zufall überlassen, wird es in der Einrichtung Mitarbeiter geben, die gern und ständig an Fortbildungsmaßnahmen teilnehmen sowie andere, die davon ausgeschlossen bleiben oder die sich selbst ausschließen (z. B. aus Angst). Werden z. B. Portfolios geführt, um die individuelle Bildungsentwicklung des Mitarbeiters zu begleiten?
- **Wie** wird der Transfer der Bildungsinhalte gewährleistet? Gibt es ein Bildungscontrolling? Wenn ja: Folgt dieses eher ökonomischen Gesichtspunkten und misst z. B. die Anzahl optimierter Strategien oder Ergebnisse

▶

(in diesem Fall folgt das Controlling eher quantitativen Kriterien) oder steht die individuelle Entwicklung des einzelnen Menschen im Vordergrund (eher qualitative Ziele)[9]

- **Wie** wird die Eignung neuer, durch Bildungsinhalte angeregter Strategien überprüft und wann geschieht dies?
- **Wo** findet Bildungsarbeit statt? Gibt es nur externe Bildungsangebote, zu denen die Mitarbeiter die Einrichtung verlassen und sich zum Lernen in einer Bildungsinstitution mit Pflegenden anderer Einrichtung treffen oder finden auch so genannte Inhouse-Seminare statt? Hier wird die Bildungsmaßnahme in der Einrichtung, d.h. im Team durchgeführt. Der Vorteil von Schulungen außerhalb der Einrichtung liegt in der Möglichkeit des Austauschs mit anderen, was den eigenen Horizont erweitert und die so genannte Betriebsblindheit erschwert. Außerdem können Fragestellungen, die in der Einrichtung vielleicht gar nicht angesprochen würden, wie etwa Teamprobleme mit Kollegen oder Vorgesetzten, leichter thematisiert werden. Inhouse-Seminare hingegen bieten den Vorteil, dass der gemeinsame Austausch zu einer Frage- oder Problemstellung im Vordergrund steht und alle den gleichen Inhalt lernen, d.h. nach dem Seminar »eine Sprache sprechen«. Gute Dozenten wirken in der Einrichtung wie ein Lernberater, indem sie die einrichtungsspezifische Problematik zum Inhalt des Lernarrangements machen und nicht nur »ihren Stoff durchziehen.« Eine Kombination aus beiden Bildungsbereichen ist eine sinnvolle Alternative.
- In **welchen** Lernformen wird in der Einrichtung gelernt? Gibt es Qualitätszirkel? Gibt es Projektgruppen? Findet Lernen generell durch Wissensvermittlung statt oder auch z.B. im Rahmen von Reflecting Teams (Gruppen von zwei oder mehreren Personen, die gemeinsam ein Thema reflektieren. Eine bekannte Form sind z.B. Fallbesprechungen)?
- **Wie** wird die Teilnahme an Bildungsangeboten in der Einrichtung bewertet und ggf. belohnt? Spielt z.B. bei der Besetzung einer Stellvertretungs- oder Leitungsposition im Wohnbereich die Auswahl des potenziellen Mitarbeiters auch das aufgezeigte Bildungsverhalten eine Rolle?
- **Wo** oder **wie** wird der Nachweis der Teilnahme an Bildungsmaßnahmen geführt? Werden Zertifikate kopiert und in der Mitarbeiterpersonalakte aufgehoben oder gibt es einen Ordner, in dem alle Zertifikate maßnahmen- ►

---

9 Weiterführende Literatur zu diesem Thema bietet in übersichtlicher Form z.B.Bethke, F.S.: Kompendium.Controllierung, Evaluation und Reporting von Weiterbildung und Personalentwicklung. Medien-Institut, Bremen 2003.
Krekel, E.M.; Seusing, B. (Hrsg.): Bildungscontrolling – ein Konzept zur Optimierung der betrieblichen Weiterbildung. Bundesinstitut für Berufsbildung, Berlin 2003.

bezogen abgeheftet werden? Sinnvoll könnte die Anlage eines Portfolios sein – eine Mappe für den einzelnen Mitarbeiter, in der unter einem Registersystem z. B. folgende Kategorien geschaffen werden: Teilnahme an Pflichtveranstaltungen, Teilnahme an Wahlveranstaltungen, Teilnahme an Projekten, Teilnahme an Qualitätszirkeln, Eigene Veröffentlichungen etc. Hier werden alle Zertifikate abgeheftet. Der Portfolioordner verbleibt im Wohnbereich und ist so jederzeit einsehbar. Ebenfalls als geeignet hat sich das Führen einer EDV-Fortbildungsveranstaltungsdokumentation erwiesen. Z. B. können dort Anmeldungen (Name, Zeitpunkt, Thema, Wohnbereich) und tatsächliche Teilnahmen (Name, Zeitpunkt, Thema, Wohnbereich) eingegeben werden. Drei Monate vor einer Veranstaltung können den Wohnbereichen Listen über angemeldete Mitarbeiter zugesendet werden, was eine Einplanung im Dienstplan ermöglicht. Auch lässt sich der Ausdruck eingegebener Daten unter einem bestimmten Fokus ermöglichen: Teilnahme der Gesamtzahl aller Mitarbeiter an einer Fortbildung, Gesamtfortbildungstage eines Wohnbereichs, Anmeldungsverhalten eines Wohnbereichs oder einzelner Mitarbeiter (Aussage über die Planungsfähigkeit), Anzahl der kurzfristigen Absagen einzelner Mitarbeiter oder eines Wohnbereichs etc.

5.8.5.20 Stellenbeschreibungen

Stellenbeschreibungen dienen der gegenseitigen Vereinbarung zwischen Einrichtung und Mitarbeiter und geben Auskunft darüber, welche Tätigkeiten und Verantwortungsbereiche mit der betreffenden Stelle verbunden sind.

Folgende Fragen sind zu klären:

- Gibt es in der Einrichtung Stellenbeschreibungen? Wenn die Frage mit Ja beantwortet werden kann oder wenn die Entwicklung angestrebt ist, können weitere Fragen im Konzept geklärt werden.
- **Warum** gibt es in der Einrichtung Stellenbeschreibungen? Welche Ziele verfolgt die Einrichtung damit? Welche Vorteile haben solche Stellenbeschreibungen für den einzelnen Mitarbeiter, für den Bewohner, für die Einrichtung?
- **Welche** Berufsgruppen werden durch Stellenbeschreibungen angesprochen? Gibt es für alle in der Einrichtung tätigen Berufsgruppen eine Stellenbeschreibung? Wenn bislang nur für die Gruppe der Pflegenden Stellenbeschreibungen vorliegen, könnte im Rahmen der Konzeptentwick-

►

lung darüber nachgedacht werden, auch für die übrigen Berufsgruppen solche zu erstellen und hierbei gleichzeitig die Schnittstellen zu überprüfen bzw. zu bereinigen.

- **Wie** werden Stellenbeschreibungen in der Einrichtung eingesetzt? Sind sie Grundlage von Einstellungsgesprächen? Findet die Vertragsunterzeichnung als Konsequenz der gemeinsamen Vereinbarung auf Grund der Stellenbeschreibung statt? (Die Einrichtung verpflichtet sich demnach, ein bestimmtes Gehalt für den Einkauf einer festgelegten Leistung zu bezahlen). Werden diese auch bei Zielvereinbarungsgesprächen eingesetzt, z. B. um einen regelmäßigen Abgleich der dort festgelegten Leistungen und der tatsächlichen vorzunehmen? Kann bei Anfragen oder Anforderungen von bestimmten Leistungen durch die Angehörigen die Stellenbeschreibung auch als Möglichkeit der Abgrenzung genutzt werden, z. B. indem bei Vorwürfen eines Angehörigen dieser an die Pflegedienstleitung verwiesen werden kann?

5.8.5.21 Arbeitsablaufplanung

Die Personalzahl ist der quantitative Faktor, die Arbeitsorganisation der qualitative Faktor für die Planung und Durchführung professioneller und hochwertiger Pflege. Gerade in den letzten zehn Jahren konnten viele Einrichtungen die sinkenden Personalzahlen spüren. Umso wichtiger wird es, das vorhandene Personal unter möglichst sinnvollen Kriterien einzusetzen. Das Ziel lautet: Mit einem Minimum an Einsatz ein Maximum an Effektivität zu erreichen. So wie jeder Bankkunde versucht, schon mit einem geringen Einsatz an Kapital einen hohen Zinssatz zu vereinbaren und dies bei geglückter Lösung als Erfolg verzeichnet, so ist auch die Arbeit im Wohnbereich so zu planen, dass ein Kräfte- und Ressourcenverlust möglichst vermieden wird.

Die Arbeitsablaufplanung kann helfen, sich eine Übersicht über bestehende Schwachstellen in der Arbeitsorganisation und -durchführung zu verschaffen und im zweiten Schritt in einer neuen Planung diese Stellen zu korrigieren. Bei der Entwicklung einer sinnvollen Arbeitsablaufplanung wird zuerst die Ist-Situation geklärt. Die Pflegenden schreiben in halbstündlichen Abständen ihre Tätigkeiten in Schwerpunkten auf, notieren Pausen und zeigen auf, welche Mitarbeiter an dieser Tätigkeit beteiligt sind. Hieraus lassen sich Zeiten erkennen, in denen Arbeitsspitzen, Leerlaufzeiten (relativ gesehen, denn richtigen Leerlauf gibt es in der Pflege nicht; lediglich Zeiten, in denen weniger Arbeit anfällt) oder Phasen auftreten, in denen eine sinnvolle Arbeitsverteilung und -organisation stattfindet.

Im Soll-Plan wird nun überlegt, welche Tätigkeiten auch in andere Zeiten gelegt werden können, welche Ursachen Arbeitsspitzen haben (und wie diese reduziert oder abgebaut werden können). Es entsteht ein neuer Plan, dessen Eignung in der Praxis zu überprüfen ist. Das Ziel dieser Arbeitsablauforganisationspläne ist es, den vorhandenen Ablauf der Wohnbereichsarbeit zu evaluieren und zu modifizieren, bis mit dem vorhandenen Personal ein möglichst gutes Ergebnis erzielt wird.

Folgende Fragen könnten im Konzept geklärt werden:

- Gibt es in der Einrichtung eine schriftliche Arbeitsablaufplanung?
- **Warum** gibt es in der Einrichtung eine schriftlich fixierte Arbeitsablaufplanung? Welche Ziele sollen damit für den Bewohner, die Mitarbeiter, die Einrichtung erwirkt werden?
- **Wo** kann die Arbeitsorganisationsplanung eingesehen werden? Gibt es Pläne, die im Wohnbereich aushängen oder sind diese in einem Ordner abgeheftet?
- **Wem** werden diese Organisationspläne zugänglich gemacht? Bekommen z.B. Hausärzte diese Informationen, damit sie erkennen können, wann z.B. Visiten ungünstig für den Ablauf der Wohnbereichsarbeit sind? Werden Angehörige entsprechend informiert?
- **Welche** Auswirkungen können zu einer Nichteinhaltung bzw. Modifikation der Arbeitsablaufpläne führen? Wie wirkt sich eine intensive Sterbebegleitung bei einem Bewohner aus? Kann eine in der Pflegeplanung sichtbare, notwendige Abweichung normaler Abläufe auftreten? (Wenn z.B. ein Bewohner nachts in einem bestimmten Zeitraum wiederholt starke Unruhephasen hat, kann eine Veränderung der Pausenzeiten vorgenommen werden.)
- **Welche** Kriterien sind Grundlage der Arbeitsablaufplanung? Bedürfnisse der Bewohner? Personalsituation im Wohnbereich? Anfallende Routinetätigkeiten, die durch Kooperationen mit anderen Bereichen auftreten (z.B. Lieferung von Hygieneartikeln an bestimmten Tagen, Arztvisiten an bestimmten Tagen)?
- **Wer** entscheidet über die Angemessenheit des erstellten Ablaufplans? Welche Entscheidungsträger bestimmen den Ablauf? Entscheidet z.B. nur die Pflegedienstleitung oder treffen die Pflegemitarbeiter des Wohnbereichs nach gemeinsamer Beratung die Entscheidung darüber, ob ein Arbeitsablaufplan Geltung finden soll?
- **Wann**, d.h. **in welchen Abständen** werden die Arbeitsablaufpläne überprüft und überarbeitet? Gibt es festgelegte Intervalle zur Überprüfung ►

oder finden diese nur anlassbezogen statt, wenn beispielsweise der Tagesablauf nicht mehr funktioniert?
- **Wann**, d.h. **in welchen Abständen** werden die Arbeitsablaufpläne überprüft und überarbeitet? Gibt es festgelegte Intervalle zur Überprüfung oder finden diese nur anlassbezogen statt, wenn beispielsweise der Tagesablauf nicht mehr funktioniert?
- **Nach welchen Prioritäten** werden Abläufe geplant? (Stehen bevorzugt Arbeitsbläufe des Wohnbereichs oder die individuellen Besdürfnisse des Bewohners im Vordergrund? Woran kann man dies erkennen?)

5.8.5.22 Supervision, kollegiale Beratung

Bei der Supervision wie auch bei der Beratung soll von einer nicht direkt im Prozess befindlichen Person eine Situation wie »von oben« angesehen und entweder bewertet oder eine eigenständige Bewertung der Betroffenen angeregt werden. Hierdurch versucht man, eine möglicherweise aufkommende »Blindheit« zu übergehen und Lösungen anzuregen, die zuvor nicht gesehen wurden. Eine Stagnation im Prozess, nicht zu verbessernde Pflegeprobleme, Teamkonflikte und scheinbar nicht zu verändernde Arbeitsprozesse und -abläufe werden durch eine Beratung oder Supervision unter verschiedenen Blickwinkeln betrachtet. Dabei werden neutral möglicherweise erkennbare Ursachen und Faktoren analysiert und somit ein Problemlösungsprozess angeregt.

Für viele Einrichtungen lässt sich aus Kostengründen eine regelmäßige Supervision auf den Wohnbereichen nicht finanzieren. Gerade dort wäre eine gemeinsame, reflektierende Überprüfung der gesetzten Ziele sowie der geleisteten Arbeit wichtig. Eine Alternative kann hier die kollegiale Beratung sein. Während einer Teamsitzung könnte z.B. eine Wohnbereichsleitung einer anderen Ebene als Beratung dienen, indem sie die Besprechung moderiert. Im Gegensatz zu den Teammitgliedern ist sie keine direkte Betroffene der Situation, sodass ihr eine neutrale Bearbeitung und Leitung der Problemsituation vielleicht eher gelingt, als den direkten Mitgliedern des Teams.
In Pflegefachfragen kann sie ebenfalls beraten, da sie den Bewohner nicht so intensiv kennt wie die Teammitarbeiter und nicht in die tägliche Routinetätigkeit des Wohnbereichs eingebunden ist. Für sie besteht die Gefahr der Betriebsblindheit daher nur in einem geringeren Ausmaß.

In der Praxis könnte einer solche kollegiale Beratung folgendermaßen aussehen:

- **Beratungssituation:** Pflegevisite bei einem Bewohner, zwischen der verantwortlichen Examinierten des Wohnbereichs und einer Wohnbereichsleitung oder einer Pflegefachkraft des anderen Wohnbereichs.
- **Tätigkeit der vorstellenden verantwortlichen Pflegekraft**: Vorstellen der Bewohnersituation, der Ressourcen und Probleme, der aktuellen Bewohnersituation, der Entwicklung des Bewohnerzustands, Verdeutlichen der aktuellen Fragestellung.
- **Tätigkeit der beratenden Kollegin**: Nachfragen bei Unklarheiten, Erarbeiten ungeklärter Fragestellungen, Ergänzen nicht beachteter Informationen, ggf. »Spiegeln« der Einstellungen der vorstellenden Examinierten mit dem Ziel, diese zu reflektieren und evtl. zu verändern.
- **Beratungsziel**: Durch die kollegiale Beratung wird die verantwortliche Fachkraft angeleitet, die bestehende Situation zu überprüfen, zu bewerten, ggf. neue Standpunkte einzunehmen und notwendige Maßnahmen einzuleiten. Innerhalb der kollegialen Beratung soll die Eigenverantwortlichkeit gestärkt und die Bewertung von Tätigkeiten innerhalb des hierarchischen Gefüges, d. h. durch Vorgesetzte abgebaut werden.

In einem Pflege- und Betreuungskonzept können folgende Fragen hilfreich sein:

- Wird bei uns eine kollegiale Beratung durchgeführt oder soll in der Einrichtung in der Zukunft diese Strategie aufgebaut werden? Wenn die Frage mit Ja beantwortet werden kann, stellen sich folgende Fragen:
  - **Warum** wird in der Einrichtung kollegiale Beratung/Supervision durchgeführt? Welche Ziele für den Bewohner, den einzelnen Mitarbeiter und für die Einrichtung werden damit verfolgt?
  - **Welche Situationen** können als geeignet für eine kollegiale Beratung gesehen werden: Pflegevisite? Konfliktbesprechungen in einem Wohnbereich? Nicht verbesserungsfähige, d. h. stagnierende Pflegezustände eines Bewohners? Im Pflegekonzept sollte genau definiert werden, in welchen Situationen diese Form der Qualitätskontrolle und -optimierung gewünscht ist, sonst bleibt die Umsetzung dem Zufall überlassen.
  - **Auf** oder **zwischen welchen Ebenen** findet Beratung statt? Wird nur im Wohnbereich beraten? Findet eine Beratung zwischen verschiedenen Wohnbereichsleitungen statt? Gibt es Beratungen auf der PDL- oder Heimleitungsebene?
  - **Wer** kann als kollegialer Berater tätig werden? Nur Examinierte, nur Wohnbereichsleitungen, nur Pflegedienstleitung? Die Merkmale oder

►

Qualifikationen der beratenden Kollegin sollten jeweils für die unterschiedlichen Beratungssituationen festgelegt werden. Ggf. müssen erforderliche Qualifikationen aufgebaut werden. Wenn z. B. die Pflegefachkräfte jeweils bei anderen Kollegen oder auf anderen Wohnbereichen bei der Evaluation der Pflegeplanung und Pflegedokumentation beratend tätig werden sollen, benötigen sie zunächst eine entsprechende Qualifikation.

- **Wer** initiiert derartige Beratungssituationen? Gibt es festgelegte Ablaufdiagramme für solche Situationen? Gibt es Zeitraster und festgelegte Zuständigkeiten, ähnlich wie bei der Pflegeplanung oder wird der Einsatz einer kollegialen Beratung eher dem Zufall überlassen?
- **Wie** läuft eine solche kollegiale Beratung ab? Gibt es Grund legende Regeln (z. B. Darstellung der Situation, Schwächen-Stärken-Analyse, Ergebnis-/Zielformulierung, Maßnahmenbeschreibung, Kontrolldatum)? Gibt es Checklisten und Protokollbögen?
- **Wie** wird die Beratungssituation und das Beratungsergebnis dokumentiert? Gibt es Dokumentationsbögen, auf denen die wichtigsten Beratungspunkte schriftlich festgehalten und ggf. als Ergebnis beschlossene, erforderliche Maßnahmen dokumentiert werden. Werden nur Ergebnisse festgehalten oder sollen der Verlauf und wichtige Eckpunkte der Beratungssituation schriftlich fixiert werden?
- **Wer** überprüft die Umsetzung der in der Beratung festgelegten Maßnahmen und deren Wirksamkeit? Evaluieren die beteiligten Pflegekräfte das Ergebnis oder wird dies durch die Pflegedienstleitung vorgenommen?
- **Wie** findet die Berücksichtigung und Umsetzung dieser Strategie in der Ablaufplanung, Dienstplanung statt?
- **Welche Konsequenzen** haben persönliche Inhalte, die in einem Beratungsgespräch offenbart werden (z. B. Alkoholsucht)?

Ähnliche Fragen sind für das Gebiet der Supervision zu stellen und zu beschreiben.

5.9 Personaleinsatzplanung

Unter Personaleinsatzplanung wird ein nach bestimmten Kriterien, mit einem bestimmten Vorlauf und für einen festgelegten Zeitraum geplanter Einsatzplan für das vorhandene Personal verstanden.

Hierbei geht es darum, die personelle Gesamtressource der Einrichtung einerseits so auf die verschiedenen Bereiche zu verteilen, dass die dort Tätigen dem akuten Arbeitsanfall gerecht werden und ihre Aufgabe professionell erfüllen können. Andererseits versteht man unter Personaleinsatzplanung den geplanten Einsatz, der im Dienstplan erkennbar ist. Beide Planungselemente sind miteinander verwoben. Seit 1996, also seit Einführung der Pflegeversicherung und der damit zusammenhängenden Finanzierung der Heime entsprechend der in der Einrichtung prozentual vorhandenen Pflegestufe, ist die Personalplanung erheblich erschwert worden. Mehrere Todesfälle von Bewohnern mit einer Pflegestufe III z. B. müssten zu einer Veränderung des Personalpools führen, da nun mehrere Menschen mit einem erheblichen Arbeitsanfall weggefallen sind. Im anderen Fall müsste bei Verschlechterung mehrerer Bewohner die Personalzahl steigen, um dem erhöhten Pflegebedarf gerecht werden zu können. Eine solche, rasch reagierende Flexibilität ist in der Praxis kaum umsetzbar. Zudem haben es einige Heime zurzeit sehr schwer, überhaupt eine ausreichende Anzahl und entsprechend qualifiziertes Personal zu finden.

Eine effektive Personaleinsatzplanung, die einerseits zur adäquaten Versorgung der Bewohner und andererseits zu einer wenigstens ausreichenden Zufriedenheit der Mitarbeiter führt, ist anzustreben.

Folgende Fragen könnten in einem Konzept gestellt werden:
- **Was** ist das Ziel unserer Personalplanung?
- **Wie** versuchen wir die Bewilligung einer ausreichenden Personalbesetzung durch die Kostenträger zu erreichen? Welche Instrumente setzen wir hierzu ein?
- **Wie** werben wir neues Personal?
- **Welche** Kriterien sind uns bei der Personalauswahl wichtig? Gibt es bei uns einen Fragebogen zur Erfassung von Bewerberinformationen? Wie und mit welchen Schwerpunkten findet das Bewerbungsgespräch statt?
- **Wie** setzen wir einen neuen Mitarbeiter ein? Findet eine Einarbeitungsphase statt? Wird diese nach bestimmten Kriterien organisiert? Welche Aufgaben fallen »dem Neuen« in den ersten Wochen zu?
- **Wie**, d. h. nach welchen Kriterien erfolgt bei uns die Personalplanung?
- Nach **welchen** Kriterien wird bei uns geleitet und geführt? Arbeiten wir nach einem Stablinienmodell mit starken hierarchischen Strukturen oder eher im Modell der gemeinsamen Gruppenarbeit?

- **Wann**, d. h. **zu welchen Zeiten** ist die Heimleitung bzw. die Pflegedienstleitung tätig? Ist die Pflegedienstleitung komplett in dieser Stelle tätig oder arbeitet sie anteilmäßig im Wohnbereich?
- **Wann**, d. h. **zu welchen Zeiten** arbeitet die Wohnbereichsleitung? Arbeitet sie im normalen Schichtdienst mit oder ist sie zu Kernarbeitszeiten anwesend?
- **Welcher** Zeitraum (von wann bis wann?) ist für einen geplanten Frühdienst, Spätdienst, Nachtdienst und, wenn vorhanden, für andere Dienste vorgesehen?
- Nach **welchen** Kriterien und unter welchen Entscheidungen wird der gesamte personelle Pool auf die verschiedenen Wohnbereiche verteilt? Gibt es eine andere Verteilung, z. B. für eine aktivierende Tagespflege für demente Bewohner?
- **Wer** entscheidet über die Personaleinsatzplanung? Wer ist ggf. daran beteiligt?
- **Wie** hoch ist der Anteil der examinierten Mitarbeiter?
- **Wie viele** und **welche** Mitarbeiter mit Zusatzqualifikationen werden in der Einrichtung beschäftigt?
- **Wie oft** wird die Personaleinsatzplanung überprüft und wie erfolgt dies?
- **Wie** wird bei einer personellen Unterbesetzung (wenn z. B. mehrere Pflegende eines Wohnbereichs gleichzeitig erkrankt sind) verfahren?
- **Welche** Bereiche oder Tätigkeiten werden durch die Gruppe der Pflegenden abgedeckt? Hier müssen die Schnittstellen zu anderen Berufsgruppen sauber überprüft und eine klare Trennung vorgenommen werden.
- **Welche** Tätigkeiten werden in der Einrichtung nur von Examinierten durchgeführt? Welche dürfen nach Anleitung und nach Überprüfung der Qualifikation auch von Nicht-Examinierten durchgeführt werden und welche sind generell auch von Nicht-Qualifizierten und Auszubildenden durchführbar? Hier sollte eine schriftliche Verteilung vorliegen, die Transparenz schafft. Auch Stellenbeschreibungen können Verständlichkeit schaffen. Sind solche vorhanden, kann an dieser Stelle darauf verwiesen werden.
- **Wie** ist der Tag- mit dem Nachtdienst verbunden? Gibt es jeweils zwei eigenständige, abgeschlossene Gruppen oder eher ein rollierendes System?
- **Wer** organisiert Ersatz bei Ausfall des Nachtdienstes?

Fragen zur berufsübergreifenden Personaleinsatzplanung

- Wer organisiert und plant die Zusammenarbeit der verschiedenen Berufsgruppen? (Dies lässt sich vielfach auch am Organisgramm klären)
- Sind die Mitarbeiter der Sozialen Betreuung der Wohnbereichsleitung unterstellt oder ist dieser Bereich autonom organisiert?
- Wer ist zuständig für die Planung von Arbeitzeit und Tätigkeitsart der ehrenamtlichen Mitarbeiter?
- Gibt es Personen, die in der Einrichtung beschäftigt sind, jedoch übergreifend auch in anderen Einrichtungen arbeiten? (Findet sich immer häufiger bei größeren Anbietern mit mehreren Einrichtungen)

5.10 Dienstplangestaltung

Während die Personal- und die Personaleinsatzplanung die ganze Einrichtung betrifft, bezieht sich die Dienstplangestaltung in ihrer Ausführung immer auf einen Wohnbereich oder auf eine bestimmte, festgelegte Organisationsebene.

Im Dienstplan wird der Dienst, d. h. in erster Linie die Einsatzzeit und der Einsatzort geplant. Welche Tätigkeiten in dieser Dienstzeit zu erfüllen sind, geht aus dem Dienstplan nicht hervor. Der Dienstplan muss jederzeit bestimmte gesetzliche Anforderungen erfüllen (Sicherstellung der Behandlungspflege durch examiniertes Personal, Sicherstellung einer pflegerischen Anwesenheit oder Erreichbarkeit auf Wohnbereichen mit Pflegestufe III).

Folgende Fragen können bei der Konzepterstellung helfen:

- Wird bei uns ein regelmäßiger Dienstplan erstellt?
- **Wer** erstellt den Dienstplan?
- **Wann**, d. h. mit welchem zeitlichen Vorlaufzeit wird bei uns der Dienstplan erstellt?
- **Wie** werden zeitliche Ressourcen für den Ersteller des Dienstplans geschaffen?
- Nach **welchen** Kriterien wird der Dienstplan erstellt? Gibt es eine schriftliche Anleitung zur Erstellung von Dienstplänen?
- **Wer** steht bei der Planung im Vordergrund? Stehen die Bedürfnisse der Bewohner im Vordergrund, auch wenn dies zu Konflikten im Personalbereich führt?
- **Wer** überprüft die Richtigkeit/Eignung des Dienstplans?
- **In welcher Weise** können Wünsche der Pflegenden eingebracht werden?

▶

- **Wie** werden im Dienstplan regelmäßig wiederkehrende, erhöhte Arbeitsspitzen behandelt (z. B. Mittwochnachmittag – Arztvisiten)?
- **Wie** lassen sich im Dienstplan Differenzen im Ist-Soll erkennen?
- **Wie** werden entstandene Überstunden im kommenden Dienstplan berücksichtigt? Findet verpflichtend oder/und automatisch der Versuch eines Abbaus im kommenden Zeitraum statt?
- **Wie** werden Pflegevisiten im Dienstplan vermerkt und eingeplant?
- **Wie** lang und **wann** sind die Übergabezeiten?
- Ist erkennbar, **wer** an den Übergaben teilnimmt?
- **Wie** wird ein Mitarbeiter informiert, wenn im Dienstplan Änderungen vorgenommen wurden?
- **Wo** ist der Dienstplan einsehbar? Wo und wie lange wird er aufbewahrt?
- **Wie** stellen wir sicher, dass möglichst immer eine kontinuierliche Besetzung erfolgt, die sich nach den Erfordernissen und Bedürfnissen der Bewohnerversorgung richtet?

5.11 Der gelebte Pflegeprozess in der Einrichtung

Eine geplante und schriftlich fixierte Pflegeplanung ist das Arbeitsinstrument der Pflege und die Grundlage für eine professionelle Umsetzung der Pflege.

Anhand der Pflegedokumentation lässt sich der Grad der Bewohnerorientierung, der organisierten Umsetzung, das Ausmaß der Überprüfung und der prozesshafte Verlauf des Bewohnerzustands erkennen. Gerade für Außenstehende ist es oft nur schwer zu erkennen, wie, warum, wann, womit und was in einer Einrichtung an pflegerischen Leistungen vollbracht wird und wie dieses Vorgehen zu rechtfertigen ist. Der schriftlich fixierte Pflegeprozess kann hier als Möglichkeit genutzt werden, Sachverhalte aufzuzeigen und das pflegerische Geschehen darzustellen.

Im Pflegekonzept werden die einzelnen Phasen und die einrichtungsspezifische Umsetzung des Pflegeprozesses aufgezeigt. Ziele, Fragestellungen, Probleme und die Verknüpfung des genannten Punktes mit den übrigen Schritten des Pflegeprozesses werden verdeutlicht.
In der MDK-Prüfanleitung werden die wichtigsten Faktoren aufgezeigt, auf die bei der differenzierten Umsetzung des Pflegeprozesses zu achten ist.

Folgende Fragestellungen können hilfreich sein:

- **Warum** wird in der Einrichtung der Pflegeprozess durchgeführt? (Erfüllung gesetzlicher Forderungen (PQsG, SGB XI § 112 und 114, Krankenpflegegesetz etc.), Ausrichtung der Pflege an den individuellen Bedürfnissen, Ressourcen und Problemen des Bewohners, Aufzeigen der Leistungen als Grundlage zur Finanzierung z. B. durch die Pflegekassen, Juristische Nachweismöglichkeit, Möglichkeit zur Qualitätssicherung usw.)
- **Welche** Informationen können grundsätzlich mit dem angewandten Pflegedokumentationssystem systematisch erfasst werden? (Stammdaten, Pflegeanamnese, Biografie, Ressourcen und Probleme, Ziele der geplanten Pflege, Maßnahmen zur Zielerreichung, verordnete medizinische Behandlungspflege, Gabe verordneter Medikamente, Leistungsnachweise, Pflegebericht, Lagerungsplan, Bilanzierungsbogen, Überleitungsbogen, Norton-Skala, Wundverlaufsprotokoll etc.) Es sollte erkennbar sein, welche Formulare zu den so genannten Pflicht-Bögen gehören und welche im Bedarfsfall zusätzlich genutzt werden können. Diese können im Anhang abgeheftet werden, wenn kein QM-Handbuch besteht.
- **Wer** ist in der Einrichtung für die Pflegeplanung zuständig? Gibt es eine feste Zuordnung einzelner Pflegefachkräfte zu bestimmten Bewohnern?
- **Wie** wird der Prozess der Pflegeplanung und der Dokumentation in der Einrichtung geregelt? Wer ist für welche Schritte verantwortlich? Wo überschneidet sich die Verantwortlichkeit der festgelegten, zuständigen Pflegekraft mit der Zuständigkeit des gesamten Teams?
- **Wann,** d. h. innerhalb oder an welchem Zeitpunkt nach dem Einzug wird die Pflegeplanung erstellt?
- **Welche** Ziele stehen bei der Durchführung der einzelnen Phasen des Pflegeprozesses im Vordergrund? Welche Prozessschritte werden durchgeführt?
- **Welche** Fragen sollten im jeweiligen Prozessschritt der Pflegeplanung beantwortet werden?
- **Wie** soll die Durchführung der einzelnen Maßnahmen differenziert nachvollziehbar gemacht werden? (W-Fragen beantworten in der Pflegeplanung oder Verweis auf Standards.)
- **Wie** wird die Pflegeplanung in der täglichen Arbeit genutzt? Wie wird die Verbindung zwischen Planung, tatsächlicher Situation und notwendig werdender Modifikation geschaffen?
- **Wie** und durch **wen** wird die Durchführung der Behandlungspflege organisiert?

▶

- **Wie** häufig, bzw. bei welchen Anlässen ist der Pflegebericht zu schreiben (Mindestanforderung festlegen), um das prozesshafte Geschehen zu dokumentieren?
- Durch **wen** oder **wann** wird ein Bilanzierungsbogen ausgewertet und die Gesamttrinkmenge berechnet? (Günstig ist die Addition aller Trinkmengen am Abend.)
- **Wie** geht das Team mit Veränderungen, besonderen Vorkommnissen oder aktuellen Problemen im Pflegebericht um? Wann finden Evaluationen statt?
- **Wo** und **wie lange** werden aus der Dokumentation ausgeheftete Bögen archiviert? Werden diese bewohnerbezogen oder zimmerbezogen oder nach Art der Dokumentationsblätter abgeheftet?
- **Wie** wird die Pflegeplanung/Dokumentation bei einer MDK-Einstufung vorbereitet und genutzt?
- **Wer** bereitet die Pflegeplanung/Pflegedokumentation für eine MDK-Einstufung vor?
- **Wer** kann **wann** bei einer EDV-geführten Pflegeplanung und Dokumentation den Rechner zur Eingabe benutzen? (Die Frage ist wichtig, wenn nur ein oder zwei Geräte zur Verfügung stehen.)

Da dieser Konzeptpunkt für viele Einrichtungen ein wesentlicher Konzeptteil werden wird, soll an dieser Stelle exemplarisch eine Ausarbeitung aufgezeigt werden.

5.11.1 Beispiel: Seniorenzentrum Neustraße in Bottrop

Erarbeitet im Juni 2002 durch eine Steuerungsgruppe und mit Beratung durch die Autorin. Schriftliche Erstellung dieses Konzeptteils nach Schulung der Mitarbeiter durch die Autorin.

»In unserer Einrichtung stellt die schriftlich erstellte und prozesshaft umgesetzte Pflegeplanung und Dokumentation die Grundlage unserer Arbeit dar.

In der systematischen Umsetzung gehen wir nach dem Regelkreismodell der WHO vor.

Diese sieht folgende Schritte vor:
1. *Informationssammlung*
2. *Formulierung von Ressourcen und Problemen*
3. *Definition von Zielen*

4. Planung geeigneter Maßnahmen
5. Durchführung der Pflege
6. Evaluation des Prozesses

Unser Dokumentationssystem lehnt sich an das AEDL-Modell von Monika Krohwinkel an. Wir nehmen den Bewohner als einen Menschen an, der ganzheitlich, individuell, ressourcenorientiert behandelt und gepflegt werden möchte und dessen Erfahrungen Teil seines Lebens, Verhaltens und Erlebens geworden sind.
Auch soll unser Dokumentationssystem die Möglichkeit bieten, den Nachweis unserer Leistungen zu erbringen.
In unserer Einrichtung arbeiten wir mit einer EDV-gesteuerten Dokumentation.
Wie wir in den einzelnen Schritten vorgehen und worauf wir achten, wird in späteren Punkten aufgezeigt.

Warum führen wir eine Pflegeplanung und -dokumentation durch?
- *Uns ist die bewohnerorientierte, individuelle, ressourcenfördernde Pflege ein Anliegen. Dabei orientieren wir uns am AEDL-Modell von Monika Krohwinkel, weil uns die Erfahrungen des alten Menschen wichtig sind.*
- *Der alte Mensch soll durch die prozesshafte Planung eine für ihn und seine Situation angemessene Pflege bekommen.*
- *Wir streben die Möglichkeit der Aktivierung an, damit erhaltene Fähigkeiten möglichst lange bestehen bleiben oder verlorengegangene so weit wie möglich aufgebaut werden. Eine solche Förderung gelingt nur mit einer geplanten und dokumentierten Pflege.*
- *Wir streben die Förderung unserer Pflegequalität an.*
- *Wir erzeugen durch die schriftliche Darstellung des Pflegeprozessverlaufs Transparenz.*
- *Wir begründen mit der Dokumentation unsere Leistungen.*
- *Wir streben mit dem Pflegeprozess eine Anerkennung unseres Arbeitsaufkommens an.*
- *Wir leisten damit den rechtlichen Nachweis für unser Handeln.*
- *Wir erfüllen die Forderungen des § 80 SGB XI.*
- *Unsere Pflegedokumentation soll das Gesamtbild des Bewohners, seinen Pflegezustand und -aufwands aufzeigen und eine Verlaufsbeschreibung der Prozessevaluation der Pflege ermöglichen.*

Wer ist in unserer Einrichtung für die Erstellung der Pflegeplanung sowie für die Dokumentation zuständig?
- *Wir benennen eine Pflege-Fachkraft (zum Teil in Zusammenarbeit mit einer Hilfskraft), die für einen jeweiligen Bewohner zuständig ist. Sie erstellt die Pflegeplanung und überprüft diese in einem festgelegten Zeitraum (8 Wochen).*

- *Bei der Planung geeigneter Maßnahmen zur Erhaltung von Ressourcen und zur Behebung/Verkleinerung von Problemen wird sie von anderen Teammitgliedern unterstützt.*
- *Die Dokumentation der Leistungen und die Beschreibung des Bewohner- und Prozessverlaufs obliegt allen Mitarbeitern und wird jeweils von der beobachtenden (hinsichtlich Pflegebericht – siehe dort) oder leistungsdurchführenden Mitarbeiterin (MA) vorgenommen.*

Welche Dokumentationsvordrucke enthält unser Pflegedokumentationssystem?
Unser Dokumentationssystem wird per EDV geführt und enthält folgende Dokumente:
- *Bewohnerstammblatt – siehe Anlage 1*
- *Pflegeanamnese/AEDL-Bogen – siehe Anlage 2*
- *Pflegeplanungsblatt – siehe Anlage 3*
- *Blatt Leistungsmerkmale – Behandlungspflege – siehe Anlage 4*
- *Blatt Leistungsmerkmale Mobilität – siehe Anlage 5*
- *Blatt Leistungsmerkmale Ernährung – siehe Anlage 6*
- *Blatt Leistungsmerkmale Waschen und Kleiden – siehe Anlage 7*
- *Blatt Überleitungsbogen – siehe Anlage 8*
- *Blatt Pflegeberichte – siehe Anlage 9*

(Die angegebenen Anlagen wurden hier nicht abgedruckt, d. Verf.)

Organisation/Anwendung der einzelnen Schritte des Pflegeprozesses in unserer Einrichtung
1. Schritt: Sammlung von Informationen
Wir sehen die Informationssammlung als Grundlage für die Erstellung eines Pflegeplans an, der die individuellen Ressourcen und Probleme des Bewohners berücksichtigt. Um diesen Menschen individuell und möglichst ganzheitlich pflegen und betreuen zu können, benötigen wir Informationen über ihn, sein Leben, seine Umgebung.
Zur Sammlung der Informationen nutzen wir die im Folgenden aufgezeigten folgende Möglichkeiten.

Wann informieren wir uns über den Bewohner und wie?
Die Informationssammlung beginnt bei uns in dem Moment, in dem die Aufnahme des betroffenen Menschen angenommen werden kann und sie endet erst mit dem Auszug aus der Einrichtung oder dem Tod des Bewohners.

Wie verläuft die Erstinformation bei uns?
- *Vorgespräch durch einen MA des Sozialdienstes und (wenn möglich) durch einen MA des potenziellen Wohnbereichs, möglichst vor der Heimaufnahme, d. h. zu Hause beim Bewohner oder im Krankenhaus.*

- *Anforderung einer schriftlichen Kurzbiografie mittels Vordruck bei den Angehörigen (Sozialdienst gibt den Bogen bei der Heimaufnahme aus).*
- *Aufnahmegespräch durch einen Pflegemitarbeiter bei der Aufnahme im Wohnbereich – Einsatz des Dokumentationsbogens (AEDL-Bogen/Name/Anhangsnummer).*
- *Sammlung weiterer Informationen während der ersten Tage vorrangig über eine Dokumentation im Pflegebericht.*
- *Ständige Sammlung weiterer Informationen im gesamten weiteren Prozessverlauf. Insbesondere achten wir auf Informationen, die auf Ressourcen hinweisen.*
- *Informationen, die der Bewohner uns vertraulich mitteilt, verschriftlichen wir nicht und geben sie nicht weiter. Wir halten hier die Regeln der Schweigepflicht ein, um das Vertrauensverhältnis nicht zu zerstören.*
- *Aufnahme von Lebensgewohnheiten als wichtige Informationen werden aufgenommen, wenn:*
  - durch eine aktivierende Unterstützung die Unabhängigkeit des Bewohners in bestimmten Bereichen gefördert oder erhalten werden kann;
  - der Bewohner in einem oder mehreren Bereichen hilfsbedürftig ist (um seine Gewohnheiten weiter erhalten zu können);
  - absehbare Veränderungen in Lebensbereichen in naher Zukunft erkennbar sind (z. B. bei Demenz);
  - Veränderungen der Gewohnheiten im Verlauf der Pflege erkennbar werden;
  - der Bewohner uns diese als ihm wichtig mitteilt.

Weitere Informationen zur Informationssammlung finden sich unter den Punkten
- *Management der Heimaufnahme*
- *Management der Aufnahme im Wohnbereich*
- *Biografiearbeit*

Was sind für uns Informationsquellen?
Informationsquellen sind für und neben den Beobachtungen des Bewohners und neben seinen Aussagen folgende Daten:
Als ***direkte Datenquellen*** *gelten Beobachtungen des Bewohners, seine Aussagen und Aussagen von Angehörigen.*
Als ***indirekte Datenquellen*** *verwenden wir Informationen aus Arztberichten, mündliche Aussagen von Ärzten und Drittpersonen.*
Wir überprüfen die Informationen auf ihren Grad an Objektivität. Wenn zu vermuten ist, dass diese subjektiv sind, d. h. Gefühle oder Wertungen enthalten, prüfen wir diese oder geben sie als subjektive, d. h. notwendigerweise zu überprüfende Infos an. Z. B. »Laut Aussage von Frau K. (älteste Tochter von Frau M.) …« oder »meiner Meinung nach …«

Informationen sammeln wir im Stammblatt – siehe Anlage sowie im AEDL-Bogen – siehe Anlage.
Beobachtungen werden im Berichteblatt dokumentiert. Treten bestimmte Phänomene häufiger auf wie z. B. »Frau H. schwitzt stark« (an mehreren aufeinander folgenden Tagen oder wiederholt in kürzeren Abständen), so verwenden wir die wiederholt im Pflegebericht erkennbare Information, um in der Pflegeplanung ein Pflegeproblem oder eine Ressource zu formulieren. So werden Informationen über beobachtete Veränderungen zur Grundlage der Pflegesituation. Die pflegerische Tätigkeit orientiert sich damit immer am aktuellen Zustand des Bewohners.

Wie erreichen wir einen ständigen aktuellen Informationsstand?
Grad und Häufigkeit der Bewohnerbeobachtung richtet sich bei uns nach der Pflegestufe.
Während der Pflege beobachten wir den Bewohner (siehe Pflegebericht) und dokumentieren unseren Beobachtungen.
Alle sechs bis zehn Wochen evaluieren wir die gesamte Pflegedokumentation und aktualisieren sie.

2. Schritt: Formulierung von Ressourcen und Problemen
Warum formulieren wir Ressourcen und Pflegeprobleme?
Um eine gezielte individuelle und bewohnerorientierte Pflegeplanung zu erstellen, werden bei uns direkt bei der Aufnahme sowie in den ersten 14 Tagen aus der Informationssammlung und durch eine Befragung/Beobachtung des Bewohners die aktuellen Ressourcen und Probleme des Bewohners analysiert.
***Ressourcen** verstehen wir als Phänomene/Fähigkeiten, die ein Bewohner nutzen kann, um eine AEDL oder Teilbereiche einer AEDL selbstständig umzusetzen.*
Ressourcen können sich auf körperliche und geistige (kognitive) Fähigkeiten oder auf Hilfsmittel beziehen.
Das Erkennen und die anschließende Förderung vorhandener Ressourcen sowie der Wiederaufbau verloren gegangener Fähigkeiten sind bei uns Ziele der Pflege. Wir aktivieren unsere Bewohner so weit wie möglich. Ressourcen stehen bei uns im Vordergrund. Auch wenn wir zur Erfüllung einer Maßnahme mehr Zeit benötigen, versuchen wir eine Aktivierung vorzunehmen. In diesem Fall verdeutlichen wir den Mehraufwand als Erschwernisfaktor in der Pflegeplanung bei der Problemformulierung.
Bsp. Ressource: »Frau K. kann sich nach Anleitung selbst Hände, Gesicht und Oberkörper im vorderen Bereich waschen. Die parkinsonbedingte Verlangsamung verursacht eine nur langsame Umsetzung. Hoher Zeitaufwand für die Grundpflege erforderlich.«

Wenn der Bewohner sich in einer AEDL nicht mehr selbstständig versorgen kann und dies für ihn eine Beeinträchtigung darstellt, erkennen wir dies als ein Pflegeproblem.
Es zeigen sich unterschiedliche Pflegeprobleme:

1. ***aktuelle = bereits vorhandene Pflegeprobleme** = solche, die akut erkennbar sind und vom Bewohner auch als Problem empfunden werden.*
2. ***potenzielle = zur Zeit nicht vorhandene Pflegeprobleme**, jedoch aus der aktuellen Situation wahrscheinlich/möglicherweise auftretende. Potenzielle Probleme sind auch solche, die der Bewohner nicht erkennen kann, die jedoch auf Grund der Erfahrung und des professionellen Wissens der Pflegenden mit großer Wahrscheinlichkeit auftreten wird (z.B. Entstehung von Hautirritationen bei einem Diabetiker, der sich nicht regelmäßig wäscht oder waschen lassen will).*
3. ***verdeckte Probleme = Probleme, die auf Grund einer Verhaltensänderung des Bewohners vermutet werden**. Bsp.: Wenn sich eine Frau die Decke bei der Körperpflege immer wieder bis zum Kinn hochzieht oder nicht ausgekleidet werden möchte, könnte das ein Anzeichen für die Erfahrung eines sexuellen Missbrauchs (z.B. im Krieg) sein.*

Wie gestalten wir die nähere Ressourcen-/Problembeschreibung in der Pflegeplanung?
Um vorhandene Ressourcen/Probleme möglichst so zu beschreiben, dass sie auch für andere, den Bewohner versorgende Mitarbeiter differenziert erkennbar sind, klären wir bei der Formulierung folgende Fragen:

1. ***Bereich?** Welchem Bereich wird das Problem zugeordnet (in welcher AEDL tritt es auf)?*
2. ***Art?** Was ist betroffen? Welche Tätigkeit im AEDL-Bereich kann der Bewohner nicht allein ausführen? Wo hat er Probleme? (z.B. in der AEDL »Sich waschen und kleiden«: Frau K. kann die Körperpflege nicht selbstständig durchführen, auf Grund einer Bewegungseinschränkung bei genereller degenerativer Skelettveränderung).*
3. ***Umfang/Ausmaß:** Kann Frau K. die Körperpflege **ständig** oder nur **zeitweise** nicht durchführen? Kann sie die Maßnahme **vollständig** oder nur **teilweise** nicht durchführen? Diese Frage bezieht sich auf den zeitlichen Umfang und auf die Beschreibung der Aktivitäten im Umfang der Komplexität der Umsetzung.*
4. ***Ursache:** Die Ursachenausschaltung wäre die sinnvollste und wirksamste Möglichkeit der Problembekämpfung. Daher versuchen wir in der Problembeschreibung eine Ursachenanalyse vorzunehmen. Prinzipiell fragen wir immer danach, ob das Problem seine Störung im Denken und Entscheiden (vor allem bei Menschen mit geistigen Leistungseinschränkungen) hat oder im Handeln (bevorzugt bei Menschen mit körperlichen Einschränkungen).*

Wann formulieren wir Probleme und Ressourcen?

- *Bis spätestens 14 Tage nach Aufnahme eines Heimbewohners erstellen wir eine Pflegeplanung. Bis zu diesem Zeitpunkt können wir wenigstens Teilbereiche der Probleme und Ressourcen erkennen.*
- *Lassen sich im Pflegebericht wiederholende oder dauerhafte Zustände erkennen, die eine gezielte Pflege benötigen, formulieren wir diese als Problem in der Pflegeplanung.*
- *Lassen sich durch unsere Pflege neu entstandene Ressourcen erkennen, formulieren wir diese ebenfalls in der Planung und planen Maßnahmen zur Erhaltung oder zur weiteren Förderung?*
- *Die Formulierung von Ressourcen und Problemen kann daher eine wiederholt auftretende Aufgabe sein und muss einer Zustandveränderung des Bewohners immer wieder neu angepasst werden.*

Wo dokumentieren wir Ressourcen und Probleme?

- *Kurzfristig, d. h. zuerst als Ausnahme auftretende Ressourcen/Probleme dokumentieren wir im Pflegebericht. Dort werden dann auch Maßnahmen geplant.*
- *Bei erkennbarerer Dauerhaftigkeit (mindestens länger als eine Woche) formulieren wir beide Bereiche im Pflegeplanungsblatt und planen entsprechende, d. h. zielgerichtete Maßnahmen.*

3. Schritt: Formulierung von Pflegezielen

Warum formulieren wir Pflegeziele?

Pflegeziele stellen für uns eine feste, genau beschreibbare Situation dar, die wir durch unsere Pflege erreichen wollen. Unsere pflegerische Tätigkeit verläuft damit nicht zufällig, sondern geplant.

Worauf achten wir bei der Zielformulierung?

Zielsetzung des Bewohners: *Der Wunsch des Bewohners, ein Pflegeziel zu verfolgen, ist bei uns bestimmend. Wir versuchen zwar, einen Bewohner zu aktivieren; möchte er dies aber nicht oder zeigt er Widerstände, erkennen wir bei orientierten Menschen diesen Willen an. Unsere Ziele versuchen wir aus der Sicht des Bewohners oder mit seinem Einverständnis zu erstellen. Bei dementen Bewohner versuchen wir durch den Einbezug biografischer Daten sowie durch liebevolle Aktivierung mindestens noch vorhandene Fähigkeiten zu erhalten.*

Ziele müssen bei uns realistisch und überprüfbar sein.

Zielformulierungen enthalten eine Zeitangabe, *d. h. sie zeigen, wann das Ziel erreicht ist.*

Wenn Ärzte oder Angehörige nicht verstehen, warum wir eine Pflegemaßnahme durchführen oder nicht erkennen können, warum dies in einer ganz bestimmen

Weise geschieht, so beziehen wir sie in den Zielfindungsprozess mit ein und erläutern ihnen unsere Ziele.
Ziele enthalten bei uns qualitative (= Qualitätsbeschreibung eines Zustands) oder quantitative (Angaben zur Menge, Häufigkeit, Dauer) Angaben.
Ziele können auf unterschiedlichen Niveaustufen entwickelt werden:
Erhaltung der noch vorhandenen Ressourcen (diese sind in der ersten Spalte des Pflegeplanungsblatts genau zu definieren)
Wiederaufbau/Wiederherstellung von ... (dies ist bereits eine erhöhte Stufe, ein so genannter Zugewinn)

Wie unterscheiden wir unsere Ziele?
Wir formulieren Nahziele, damit der Bewohner und wir als Pflegende durch eine rasche Zielerreichung motiviert werden.
Fernziele, d. h. Ziele die übergeordnet und erst in einem längeren Zeitraum erreichbar sind, formulieren wir ebenfalls. Hierbei ist uns wichtig, dass auch dieses Fernziel erreichbar sind.

Wann formulieren wir Ziele?
Bereits bei der ersten Erstellung der Pflegeplanung planen wir Ziele und fixieren sie schriftlich. Ist ein Ziel erreicht oder konnte bei einer Überprüfung der Pflegeplanung erkannt werden, dass es zu hoch gesteckt wurde oder vom Bewohner nicht erreicht werden möchte (in diesem Fall wäre es unrealistisch), verändern wir ggf. das Ziel und passen es den aktuellen Erkenntnissen an.

Wann überprüfen wir das Erreichen unserer Pflegeziele?
Bei der täglichen Durchführung der Pflege überprüfen wir die Wirkung auf den Bewohner und die Auswirkung der Maßnahme auf die Zielerreichung. Unsere Beobachtungen dokumentieren wir im Pflegebericht, da erst die wiederholte und kontinuierliche Überprüfung der Zielerreichung und deren Darstellung bei der Evaluation die Notwendigkeit der Veränderung des Pflegeplans ermöglicht.

4. Schritt: Planung der Maßnahmen
In Abhängigkeit von den erkannten Problemen und in Bezug auf die aufgestellten Ziele, werden bei uns Pflegemaßnahmen geplant. Wir versuchen, dabei einen aktuellen pflegewissenschaftlichen Stand auf der einen Seite, den Wunsch des Bewohners auf der anderen Seite zu berücksichtigen.
Maßnahmen können mit unterschiedlicher Zielsetzung geplant und durchgeführt werden:

- *Sie beheben ein vorhandenes Problem.*
- *Sie verringern oder lindern ein vorhandenes Problem.*
- *Sie vermeiden die Verschlimmerung eines bestehenden Problems.*

- *Sie vermeiden die Entstehung noch nicht vorhandener Probleme = Prophylaxe.*
- *Sie unterstützen den Bewohner in der Akzeptanz seiner Situation.*
- *Sie erhöhen die Lebensqualität.*

Die Lebensqualität unserer Bewohner ist uns bei der Maßnahmenformulierung ein leitendes Ziel.

Die Formulierung der Pflegemaßnahmen soll jedem Mitarbeiter in der Einrichtung die genaue Durchführung der aufgeführten Aktivität aufzeigen und ermöglichen, dass dieser sie in der gleichen Qualität durchführt.

Wie formulieren wir Pflegemaßnahmen?
Damit die erstellten Pflegemaßnahmen nachvollziehbar sind, beantworten wir in der Beschreibung folgende Fragen:

- ***Welche** Maßnahme soll durchgeführt werden? (Art der Maßnahme)*
- ***Wie** soll sie durchgeführt werden? (Art und Weise = Ablauf)*
- ***Womit** soll die Durchführung erfolgen? (Material, Hilfsmittel)*
- ***Wann** oder soll die Maßnahme erfolgen? (Schicht oder Uhrzeit)*
- ***Wie oft** wird die Maßnahme durchgeführt? (Häufigkeit)*
- ***Wo** soll sie durchgeführt werden? (Wo in Bezug auf Räumlichkeit: z. B. Körperpflege im Bett oder im Bad oder in Bezug auf Angabe am Bewohner – Dekubitus am Hinterkopf oder am Steiß)*
- ***Wer** führt die Maßnahme durch? (z. B. nur Examinierte bei Angabe bestimmter Behandlungspflegetätigkeiten oder nur weibliche Pflegekräfte, z. B. bei Vergewaltigungsopfern)*
- ***Wie lange** soll die Maßnahme durchgeführt werden? (Dauer der einzelnen Maßnahme oder Gesamtdauer)*

Wir prüfen bei der Maßnahmenbeschreibung, ob all diese Fragen beantwortet werden müssen oder ob Teilbereiche genügen. In Maßnahmenbereichen, in denen ein Standard vorliegt, geben wir dessen Nummer an und notieren nur die Abweichungen der im Standard angegebenen Informationen.
Standards, die eingesetzt werden, stellen für uns eine Art Rahmen dar, innerhalb dessen die Pflegemaßnahme durchgeführt wird. Wenn der Bewohner eine Abweichung von der festgelegten Maßnahme wünscht oder ein vorhandenes Pflegeproblem dies erfordert, beschreiben wir im Pflegeplanungsblatt die Abweichung und begründen sie. Es ist uns wichtig, dass die Maßnahmen so durchgeführt werden, dass der Bewohner sich wohlfühlt. Lebensgewohnheiten spielen bei uns eine Rolle.

5. Schritt: Durchführung der Pflege
Alle an der Pflege beteiligten Personen führen die Pflege so aus, wie sie in der Pflegeplanung fixiert ist. Geplante und schriftlich festgelegte Maßnahmen stellen

für uns eine Verpflichtung zur Einhaltung der dort erkennbaren Angaben bzw. eine Arbeitsanweisung dar. Im Rahmen der Behandlungspflege halten wir uns an unser Behandlungspflegeschema. Nur in begründeten Fällen darf von der Planung abgewichen werden. Derartige Veränderungen begründen wir im Pflegebericht und machen die Art und den Umfang erkennbar. Bei der Durchführung der Pflege beobachten wir den Bewohner und überprüfen folgende Fragestellungen:

- *Wir reagiert der Bewohner auf unsere Maßnahme?*
- *Zeigen sich Veränderungen im Zustand/Befinden des Bewohners zum Vortag oder zur Vorschicht?*
- *Wie zeigt sich die Stimmungslage des Bewohners?*
- *Welches Verhalten zeigt der Bewohner gegenüber Mitbewohnern, Mitarbeitern, Ärzten oder Angehörigen?*
- *Wie entwickeln sich einzelne Pflegeprobleme? Zeigt sich eine Verbesserung und eine Entwicklung in Richtung Zielerreichung oder wirken die Maßnahmen eher nur gering oder gar nicht?*

Verlaufsbeobachtungen: *Neben diesen eher allgemeinen Fragestellungen überprüfen wir, ob weitere gezielte Beobachtungen auf Vermerke der vorherigen Schicht notwendig sind. Lassen sich im Pflegebericht der letzten beiden Schichten Eintragungen zu besonderen Vorkommnissen finden, so beschreiben wir die Weiterentwicklung des Phänomens. Bsp.: Eintrag im Frühdienst: »Urin ist blutig. Frau K. hat in der Zeit von 6.00 bis 14.00 Uhr nur 500 ml getrunken. Bitte verstärkt zum Trinken auffordern.«*
Der Spätdienst nimmt diesen Hinweis auf, berücksichtigt ihn und gibt die Beobachtungen, die er in seiner Schicht machen konnte, als Fortsetzung der Voreintragung weiter: »Urin ist fast klar. Frau K hat von 14.00 bis 22.00 Uhr 1300 ml getrunken. Bitte weiter beobachten. Zum Trinken auffordern.« Uns ist die fortlaufende Prozessplanung ein Anliegen.

Der Pflegebericht

Der Pflegebericht ist – wie sein Name schon sagt – ein Bericht über die Pflege und den Pflegezustand. Der Pflegebericht zeigt die Entwicklung des Bewohners und seines Zustands auf und belegt die Wirkung der Pflege. Bei uns dokumentieren examinierte und nicht-examinierte Mitarbeiter gleichermaßen, da uns jede Beobachtung wichtig ist. Alle in Punkt 5 beschriebenen Beobachtungen können im Pflegebericht platziert werden. Wir versuchen den Pflegebericht zeitnah, d.h. möglichst nach Abschluss einer Pflegemaßnahme oder unmittelbar nach einer Beobachtung zu schreiben. Ist dies nicht möglich, wird der Eintrag in der kommenden Schicht nachgeholt.
Im Pflegebericht können auch Äußerungen und Beobachtungen der Angehörigen oder Betreuer vermerkt werden. Alle Hinweise, die das Befinden oder die Ent-

wicklung des Bewohners erklären oder verdeutlichen können, finden hier ihren Platz.

- *Wichtige Geschehnisse, Beobachtungen, Informationen (möglichst mit einer Situationsbeschreibung);*
- *Aktuelle Probleme, die kurzfristig auftreten;*
- *Verlauf kurzfristiger Pflegeprobleme oder des Bewohnerverhaltens;*
- *Ursachen und Begründungen für Veränderungen der Ziel- und oder Maßnahmenplanung oder -durchführung;*
- *Besondere Hinweise (vgl. MDK-Anleitung zur Prüfung der Qualität in stationären Einrichtungen 2000:89).*

6. Schritt: Evaluation

Im sechsten Schritt des Pflegeprozesses überprüfen wir den Bewohnerzustand und die Wirkung unserer Pflege. Mit derartigen Überprüfungen in einem engmaschigen Zeitabstand (ca. alle vier bis zehn Wochen je nach Pflegestufe oder Veränderung des Bewohners) streben wir eine Pflege an, die möglichst rasch auftretende Veränderungen berücksichtigt und die Maßnahmen dem individuellen, aktuellen Bewohnerzustand anpasst.

Gleichzeitig überprüfen wir mit dieser Evaluation die Qualität unserer Arbeit. Sowohl positive als auch veränderungswürdige Erkenntnisse nehmen wir zum Anlass, diese im Team bei der Übergabe anzusprechen und unsere gemeinsame pflegerische Tätigkeit auszuwerten.

Die Pflegevisite wird von der Wohnbereichsleitung und der zuständigen Fachkraft oder von der Pflegedienstleitung und der zuständigen Fachkraft durchgeführt.

Bei der Evaluation werden folgende Fragestellungen erreicht:

- *Wurden die gesetzten Ziele erreicht?*
- *Welche Reaktionen des Bewohners sind auf einzelne Maßnahmen erkennbar?*
- *Wie ist das Bewohnerbefinden aktuell und im Verlauf?*
- *Sind neue Probleme aufgetreten und bedürfen diese einer gezielten Planung (erkennbar im Pflegebericht)?*
- *Konnten neue Ressourcen beim Bewohner entwickelt werden oder gelang es mit Hilfe pflegerischer Maßnahmen Restfähigkeiten zu erhalten?*

Zur Evaluation können unterschiedliche Instrumente eingesetzt werden:

- *Die Beobachtung des Bewohners während der Durchführung der Pflege mit anschließender Dokumentation im Pflegebericht.*
- *Die Durchführung der Überprüfung der gesamten Pflegeplanung.*
- *Die Pflegevisite anhand der Dokumentation mit Überprüfung des Bewohnerzustands (einschließlich der Entwicklungen).*
- *Die Pflegevisite mit Integration der Angehörigen.*

Mit jeder dieser Formen werden andere Zielsetzungen verfolgt. Auch hier lautet die Regel: Das Ziel bestimmt die Methode.
Das Konzept wurde für die Einrichtung im Juli 2002 erstellt.

5.12 Zuständigkeiten und Verantwortungsbereiche

Zuständigkeiten beschreiben die Zuordnung einer Aufgabe an eine bestimmte Pflegeperson oder -gruppe. Die Zuständigkeit beschreibt die Verantwortlichkeit für die Erfüllung der Aufgabe und die Art der Erfüllung.
Im Pflegekonzept sollte aufgezeigt werden, wie die Zuständigkeiten in der Einrichtung geregelt werden. Denkbar ist eine individuelle Zuständigkeit oder eine Teamzuständigkeit. Letztere regelt die Erfüllung einer Gruppe von Aufgaben von einer Gruppe von Mitarbeitern.
Die individuelle Zuständigkeit verknüpft einzelne Aufgaben mit bestimmten Pflegenden.
Tabelle 5 zeigt, wie solche Zuständigkeitenliste im Bereich der Aufteilung der Pflegeplanungen z. B. strukturiert werden könnten.

Tabelle 5: Struktur von Zuständigkeiten im Bereich der Pflegeplanung.

Bewohnername	Pflegestufe	Pflegefachkraft	Pflegehilfe	vertretende Pflegefachkraft
Herr Meier	3	S. Susanne	Frau Kemper	S. Andrea
Frau Teiler	2	S. Susanne	Frau Kemper	S. Andrea
Frau Wagner	3	S. Susanne	Frau Kemper	S. Heike
Frau Zacharias	1	S. Susanne	Frau Michaelis	S. Heike
Herr Zander	2	S. Susanne	Frau Michaelis	Pfl. Mark
Frau Susen	2	S. Susanne	Frau Michaelis	Pfl. Mark
Frau Kibig	3	S. Heike	Frau Kemper	S. Andrea
Frau Kahn	2	S. Heike	Frau Kemper	S. Andrea
Herr Schmidts	1	S. Heike	Frau Kemper	S. Andrea
Herr Wohlfahrt	3	S. Heike	Frau Sander	Pfl. Mark
Frau Wallis	2	S. Heike	Frau Sander	Pfl. Mark
Frau Winkler	3	S. Heike	Frau Sander	Pfl. Mark
Frau Tillmann	2	Pfl. Mark	Frau Sander	S. Heike
Frau Mangold	3	Pfl. Mark	Frau Sander	S. Heike

►

Bewohnername	Pflegestufe	Pflegefach-kraft	Pflegehilfe	vertretende Pflegefachkraft
Frau Hilbig	1	Pfl. Mark	Frau Kemper	S. Heike
Herr Tüllmann	3	Pfl. Mark	Frau Kemper	S. Andrea
Herr Zurbring	2	Pfl. Mark	Frau Michaelis	S. Andrea
Frau Vollmann	2	Pfl. Mark	Frau Michaelis	S. Andrea

Weil die Vertretung für eine Fachkraft jeweils auf die übrigen examinierten Pflegenden verteilt wird, wird die Gefahr der Überforderung eines Pflegenden (etwa, weil dieser plötzlich die doppelte Anzahl an Pflegeplanungen ständig überprüfen muss) ausgeschlossen. Würde Heike z. B. für Andrea sämtliche Vertretungen übernehmen (weil sich diese so gut verstehen), könnte dies bei einer längeren Krankheit, bei Erziehungsurlaub oder sonstiger länger andauernder Abwesenheit einer der beiden bedeuten, dass die jeweils andere 12 Planungen bewältigen muss. Diese Dopplung könnte zu Problemen in der Praxis führen.

Eine Zuständigkeitenliste könnte auch für die Verteilung der Behandlungspflege erstellt werden.
Derartige schriftlich dargestellte Zuständigkeiten haben verbindlichen Charakter. Sie sollten im Team festgelegt und anschließend im Dienstzimmer ausgehängt werden.

Im Konzept sind folgende Fragen zu beantworten:
- Wird in der Einrichtung eine Festlegung von Zuständigkeiten und Verantwortungsbereichen vorgenommen?
- **Warum** organisiert und regelt die Einrichtung verschiedene Zuständigkeiten? Welche Ziele sollen damit für den Bewohner, seine Angehörigen oder Betreuer, die einzelnen Pflegemitarbeiter, das Team und die Einrichtung erreicht werden?
- **Wie** sollten die Zuständigkeiten geklärt werden? (Per Zufall, durch Festlegung der Pflegedienstleitung, durch Teamentscheidung?)
- **Wo** wird die Zuständigkeit visualisiert? (Eintrag in der Pflegedokumentation, Tafel?)
- Für **welche** Aufgaben gilt die Zuständigkeit? (Nur Erstellung der Pflegeplanung oder auch Überprüfung? – Unterstützung bei der MDK-Einstufung? – Vorbereitung eines Widerspruchs? – Unterstützung bei Beschwerden durch Angehörige oder Ärzte?)
- **Welche** Regelungen greifen, wenn sich eine Zuständigkeit als nicht sinnvoll erweist (z. B. bei sich entwickelnder Antipathie zwischen Pflegendem und Bewohner oder zwischen Pflegendem und Angehörigen)?

- **Welcher** Bereich wird durch die Zuständigkeit geregelt? Betrifft die Vereinbarung über die Zuständigkeiten auch die Kommunikation mit dem Angehörigen des entsprechenden Bewohners? Ist hier automatisch die betreffende Pflegefachkraft Ansprechpartner für alle Fragen, die der Angehörige hat oder ist hierfür die Wohnbereichsleitung zuständig?
- **Wie lange,** d.h. für welchen Zeitraum wird die Zuständigkeit festgeschrieben? In welchen Fällen wechselt sie?
- Durch **wen oder wann** wird die professionelle Ausführung der Tätigkeit in einem Zuständigkeitsbereich ausgeführt?
- **Welche** Maßnahmen greifen, wenn ein Mitarbeiter nicht in der Lage ist, eine seiner Ausbildung entsprechenden Tätigkeit in seinem Zuständigkeitsbereich professionell und qualifiziert auszuführen?

5.13 Prozessablauf – Begutachtung durch den MDK

Vor der Aufnahme eines Bewohners in eine Einrichtung, kurz nach dessen Einzug oder in Intervallen nach einer bereits vorgenommen Eingruppierung in eine Pflegestufe, wird der Bewohner einer Begutachtung durch den MDK zugeleitet. Der MDK-Gutachter muss sich per Gesetz durch eine Untersuchung und Befragung des Betroffenen einen möglichst objektiven Eindruck über dessen Pflegebedürftigkeit verschaffen. Insbesondere bei Demenz-Kranken, bei psychischen Störungen oder bei vorliegender Störung der sprachlichen Ausdrucksfähigkeit (z.B. nach Apoplex) ist dies durch eine Befragung oder durch die Beobachtung spezieller Aktivitäten häufig nicht in ausreichendem Maße möglich. In der Begutachtungsrichtlinie wird darauf verwiesen, dass sich in einem solchen Falle der MDK-Gutachter weiterführende Informationen verschaffen soll. Dies wäre z.B. möglich durch ein Gespräch mit den Pflegekräften, durch eine Einsicht in die Pflegedokumentation (in der der realistische Problemzustand und der tatsächliche Pflegeaufwand erkennbar ist) sowie durch informierende Gespräche mit den behandelnden Ärzten.

Der während der Begutachtungssituation entstehende Eindruck zum Pflegebedarf ist Verursacher für die Eingruppierung in die Pflegestufe. Es liegt im Interesse des Bewohners wie auch der Einrichtung, eine angemessene Eingruppierung und damit eine angemessene finanzielle Vergütung der Versorgung durch die Pflegekasse zu bekommen.
Die personelle Situation in der Einrichtung wird mitbestimmt durch die Höhe und den Anteil der Pflegestufen, d.h. je höher der Anteil an der Pflegestufe III ist, umso wahrscheinlicher ist es, dass bei den Pflegesatzverhandlungen personell der Status quo erhalten bleibt oder dieser sogar aufgestockt wird. Im entgegengesetzten Fall hat dies zur Zeit umgekehrte Auswirkungen. Je mehr Menschen in der

Eingruppierung heruntergestuft werden oder je mehr Pflegestufen III die Einrichtung verliert, umso wahrscheinlicher ist ein Personalabbau oder eine Überziehung des Personalbudgets in der Einrichtung.

Es ist daher sinnvoll, innerhalb des Konzepts geeignete Strategien zu erstellen, die die Vertretung der Bewohnerinteressen bzw. die Darstellung seines Pflegebedarfs in einem ausreichendem Maße sicherstellen. Wer wäre hierfür geeigneter, als die Pflegekraft, die, durch ihre Zuständigkeit für die Pflegeplanung, den Bewohner und seine Bedürfnisse so gut wie kein anderer kennt; die die geplanten Maßnahmen rechtfertigen und begründen und Abweichungen von den Zeitkorridoren erklären und aufzeigen kann?
Eine Vertretung am Tag der Einstufung muss daher geplant und organisiert werden. Sie darf nicht dem Zufall überlassen bleiben.

5.13.1 Zuständigkeiten für die Vertretung der Bewohnerinteressen während der MDK-Begutachtung

Folgende Fragen könnten hilfreich sein:

- **Wie** wird der Einstufungsprozess begleitet? Gibt es in der Einrichtung ein schriftlich fixiertes Einstufungsmanagement? (Existieren also schriftlich fixierte Vorgaben, die die nachfolgenden Fragen regelt)
  Legt die Einrichtung die Zuständigkeit fest?
- **Warum** legt die Einrichtung eine Zuständigkeit fest? Welche Ziele verfolgt sie damit für den Bewohner, den Pflegenden, das Team und die Einrichtung?
- **Wer** fühlt sich für die Darstellung der Bewohnerbelange während der MDK-Begutachtung zuständig (zuständige Pflegekraft, WBL oder PDL oder Pflegekraft, die zufällig diese Aufgabe übernehmen kann)? Wie wird die Zuständigkeit festgelegt?
- **Wer** legt die Zuständigkeiten fest?
- **Wie lange** bleibt die Zuständigkeit bestehen? Insbesondere, wenn die Bereiche in Intervallen getauscht oder verändert werden, muss die Frage geklärt werden, ob sich damit auch die Zuständigkeiten des Pflegenden für »seine Bewohner« verändert oder nicht.
- **Wann** wird diese Zuständigkeit festgelegt? Ist die Notwendigkeit der Vertretung der Bewohnersituation schon mit der Festlegung der Zuständigkeit für die Pflegeplanung verbunden oder gibt es andere Regelungen?
- **Wo** wird die Zuständigkeit sichtbar dokumentiert?

- **Wie** wird die Begleitung des MDK-Gutachters geregelt, wenn die zuständige Person krank oder verhindert ist oder die Begutachtungssituation aus anderen Gründen verschoben wird (z. B. bei Verspätung des Gutachters)?
- **Welcher Ablauf** ist vorgehesehen? Was bereitet die Bezugspflegefachkraft vor?
- **Welche Möglichkeiten** der Hilfe kann sich die Bezugspflegefachkraft einholen?

5.13.2 Überprüfung der Pflegeplanung, der Pflegedokumentation sowie des Bewohnerzustands vor der MDK-Begutachtung

Die Wahrnehmung der Zuständigkeit sollte mit einer klaren Vorstellung darüber verbunden sein, was für und wie die Begutachtungssituation vorbereitet werden soll. Am Tage der Einstufung gilt es, über die Bewohnersituation bestmöglich informiert zu sein, alle Informationen nachweislich (d. h. in schriftlicher Form) vorlegen zu können und die Belange des Betroffenen so zu vertreten, als wären es die eigenen. Die Pflegefachkraft wird in dieser Situation gewissermaßen zum Vertreter der Bewohnerbedürfnisse und -rechte.
Damit am Tag der Einstufung alle erforderlichen Informationen rechtlich einwandfrei und beweisbar vorliegen, bedarf es der Vorbereitung der Situation.

Folgende Fragen sollten im Konzept geklärt werden:

- **Warum,** d. h. mit welcher Zielsetzung wird die Überprüfung der Dokumentation angestrebt? Die Zielsetzung sollte im Konzept verdeutlicht werden, da der zuständigen Pflegeperson damit schon Kriterien für die Überprüfung gegeben werden.
- **Wann** soll eine MDK-Begutachtung vorbereitet werden? Gibt es Vereinbarungen in der Einrichtung darüber, mit welchem Vorlauf eine Pflegedokumentationsmappe intensiv überprüft und ggf. angepasst werden muss? (z. B. eine Woche vor der Prüfung oder mit Bekanntgabe des Termins, jedoch mindestens vier Tage vorher.)
- **Wie** soll eine MDK-Begutachtung vorbereitet werden? Gibt es eine Checkliste (z. B. wie die zur Durchführung der Pflegevisite), die sinnvoll eingesetzt werden kann, um Lücken in der Dokumentation; Pflegeleistungen, die gemacht, jedoch nicht dokumentiert wurden; Pflegeprobleme, die noch nicht eingetragen worden sind etc. zu erkennen? Soll die zuständige Pflegekraft die voraussichtliche Pflegestufe im Vorfeld der Einstufung berechnen?

▶

- **Wie** wird das Team in die Vorbereitung einer MDK-Prüfung eingebunden? Werden z. B. alle Mitarbeiter informiert, den Pflegebericht besonders gründlich zu führen?
- **Wann** kann der Pflegende diese Aufgabe erfüllen? Besteht die Möglichkeit, zur Vorbereitung der Dokumentation an einem Tag für ca. ein bis zwei Stunden aus dem Routineablauf im Wohnbereich herausgeplant zu werden? Dies sollte mit einem ausreichenden Vorlauf im Dienstplan erkennbar sein, damit die zusätzliche Arbeit für die übrigen Teammitglieder nicht zu Frust führt.

5.13.3 Kooperation mit dem MDK-Gutachter bei der Bewertung der Pflegebedürftigkeit

Eine Prüfungssituation wird durch zahlreiche Faktoren beeinflusst und bestimmt nicht zuletzt das Ergebnis, d. h. hier: die Höhe der Pflegestufe. Es ist daher sinnvoll, sich im voraus Gedanken zur Gestaltung zu machen. Prinzipiell lassen sich zwei Hauptbereiche unterscheiden: die Kultur, d. h. z. B. die zwischenmenschlichen Bedingungen wie etwa der Ton, das Vokabular, Mimik und Gestik, eine wertschätzende Haltung und Gesprächskultur oder Zeichen der Ablehnung, Akzeptanz, Anerkennung der Meinung des anderen. Diese Faktoren bestimmten mit, ob »die Chemie stimmt«

Im Bereich der Struktur bietet es sich an, für den Prüfer bestimmte Dokumente vorzubereiten, z. B. eine schriftliche Voreinstufung, die Kopie der Planung und ggf. der letzten Berichtausschnitte. Ein kooperativer MDK-Prüfer wird so das Gefühl bekommen, dass ihm in der Einrichtung Entgegenkommen und Unterstützung angeboten werden. Ein Prüfer, der autonom und ohne Integration der Argumente des Pflegenden der Einrichtung die Prüfung und Einstufung vornehmen möchte, wird erkennen, dass dort ausreichend vorbereitetes Material vorliegt, um mitbestimmen und im Bedarfsfall einen Widerspruch vorbereiten zu können.

Im Konzept kann die Klärung folgender Fragen hilfreich sein:

- **Warum** wollen wir eine partnerschaftliche Kommunikation und Kooperation mit dem MDK? Was sind unsere Ziele für den Bewohner, den Mitarbeiter, das Team und die Einrichtung?

▶

- **Wie** soll die Situation vorbereitet werden? Ist es sinnvoll, einen ruhigen Raum, eine Tasse Kaffee und eine angemessenen Sitzplatz für den Gutachter und die Pflegefachkraft zu organisieren?
- **Wie,** d.h. in welchem Kommunikationsstil soll die Pflegekraft mit dem MDK die Anliegen, Interessen des Bewohners vertreten? Gibt es hierzu Regeln, einen Anleitungsstandard oder Fortbildungen? Ist die Pflegekraft ausreichend qualifiziert?
- **Welche** Möglichkeiten soll die betreffende Pflegekraft nutzen, wenn der Gutachter bestimmte geplante und nachweislich durchgeführte Maßnahmen nicht bei der Berechnung berücksichtigen will oder Aussagen macht wie: *»Heute habe ich schon drei Pflegestufen III gegeben, da ist für heute nichts mehr zu machen. ... Nehmen Sie die Stufe II und stellen Sie in drei Monaten einen Verschlimmerungsantrag.«* Wie kann in einem solchen Fall das Verhalten der betreffenden Pflegefachkraft aussehen? Soll sie diese Bemerkung »spiegeln« und dem Gutachter verdeutlichen, dass sie ihn bittet, die Entscheidung noch einmal zu überdenken; im anderen Fall würde sie diese Aussage dokumentieren.
- **Wo** können zusammenfassende Bemerkungen über die Begutachtungssituation vermerkt werden? Ist der Pflegebericht das geeignete Instrument oder will die Einrichtung ein eigenes Dokumentationsblatt entwerfen, in dem die verantwortliche Pflegefachkraft die Begutachtungssituation, evtl. Aussagen des Gutachters und nennenswerte Ergebnisse dokumentiert?
- **Wie** werden Ergebnisse der Begutachtungssituation an das Team und an die nächste Leitungsebene, d.h. an die Pflegedienstleitung transportiert? Gibt es spezifische Besprechungen hierfür?
- **Wer** fordert nach Bekanntmachung der genehmigten Pflegestufe das ausführliche Gutachten bei der Pflegekasse an? Gewöhnlicherweise kann nur der Betroffene oder seine Angehörigen bzw. der zuständige Betreuer das differenzierte Gutachten anfordern. Hierfür sollte ein festgelegter Prozess geschaffen werden, damit regelmäßig alle Gutachten angefordert, mit den eigenen Unterlagen verglichen und im Wohnbereich abgeheftet werden.
- **Welche Aufgaben** übernimmt die Einrichtungsleitung, welche die zuständige Pflegekraft in Kooperation mit dem Angehörigen/Betreuer in der Vorbereitung und Weiterleitung des Widerspruchs?

5.14 Möglichkeiten der Partizipation des Bewohners im Heim

Partizipation meint Mitbestimmung, Beteiligung an Entscheidungsprozessen und Mit-Gestaltung des Daseins im Heim. Da dem Menschen im Rahmen der Umsetzung eines humanistischen Menschenbildes das Bedürfnis nach Selbstbestimmung und Autonomie unterstellt wird, bedarf es der Schaffung von Möglichkeiten für den Bewohner, Entscheidungen auch in der Einrichtung selbst zu treffen oder wenigstens an allgemeinen Entscheidungen beteiligt zu werden.
Partizipation kann verschiedene Formen zeigen. In der MDK-Richtlinie zur Prüfung der Qualität wird unter Punkt 1.10 danach gefragt.

Folgende Fragen (die auch dort analysiert werden) sind hilfreich:
- **Warum** will die Einrichtung die Bewohner und ihre Interessen in die Planung, Gestaltung und Durchführung der Heimsituation integrieren und diese beteiligen? Was sind die Ziele?
- **Wie** findet die Beteiligung statt? **In welchen Bereichen** bestehen Teilnahmemöglichkeiten? (Z.B. Speiseplan, Freizeitaktivitäten und Reisen, Neuanschaffungen)
- **Wie oft** soll eine Beteiligung der Bewohner stattfinden (ggf. eine Unterteilung nach Teilnahmemöglichkeiten vornehmen)?
- **Wie** wird die Auswahl der Bewohner vorgenommen? Nach welchen Kriterien geschieht diese?
- **Wer** kann teilnehmen? Werden auch externe Stellvertreter zur Partizipation zugelassen, z.B. Angehörige, Betreuer?

5.14.1 Partizipation im eigenen Wohnbereich

- **Was** ist das Ziel der Partizipation des Bewohners im eigenen Wohnbereich? Warum wollen wir diese erreichen?
- **Wie** kann der Bewohner sich einbringen? Kann der Bewohner Wünsche hinsichtlich eines Einzel- oder Doppelzimmers äußern und wird dieser Wunsch umgesetzt?
- **In welcher Art und Weise** kann ein Bewohner Gegenstände aus seinem früheren Leben mit in die Einrichtung hineinnehmen? (Möbel, Gegenstände, Bilder, Lampen)
- **Wo** hat der Bewohner die Entscheidungsfreiheit, sich abzugrenzen? Gibt es abschließbare Schränke und Schubladen, Zimmertüren?
- **Wo** sind die Grenzen der Partizipation im eigenen Wohnbereich?

5.14.2 Partizipation in der Gesamteinrichtung

- **Was** ist das Ziel der Einrichtung? Warum will sie eine Partizipation der Bewohner in der Gesamteinrichtung unterstützen?
- **Wie** können einzelne Bewohner das Gesamtgeschehen im Heim mit beeinflussen?
- Gibt es einen Heimbeirat, der z. B. über die Küchenpläne, über Feste, über die Gestaltung der Einrichtung mit entscheidet?
- Gibt es einen Heimbeauftragten, der bestimmte Entscheidungsprozesse mit trägt?
- **Wo** und **wie** sind die Mitglieder eines Heimbeirats erkennbar? Hängen sie mit Namen und Foto in den Wohnbereichen aus?
- **Wie** werden diese gewählt?
- **Wie oft** werden die Mitglieder des Beirats neu gewählt?
- **Wie oft** trifft sich der Heimbeirat?
- **Welche** Entscheidungsbereiche werden dem Heimbeirat eröffnet?
- **Wie** werden Entscheidungswege dokumentiert?
- **Welches** Prozedere ist geplant, wenn die Mitglieder des Heimbeirats eine andere Auffassung haben als die Mitarbeiter der Einrichtung? Wie wird eine Einigung erzielt?
- **Wie** und **wo** wird der Partizipationsprozess dokumentiert?

5.15 Partizipation von Angehörigen

Die Angehörigen sind ein wichtiger Teil des Lebens des Bewohners. Sie sind gewissermaßen die Schnittstelle zum früheren Leben und zum gegenwärtigen in der Welt außerhalb der Einrichtung. Insbesondere die Zunahme der demenziellen Erkrankungen führte bereits in der Vergangenheit dazu, dass Angehörige vermehrt einbezogen wurden.

Leptihn empfiehlt, ein eigenes Konzept für den Einbezug der Angehörigen zu erstellen: *»Die Angehörigenarbeit bekommt ein eigenes Konzept, mit dem z. B. die Einbeziehung der Angehörigen in die Betreuungsarbeit und die Erhöhung ihrer Pflegebereitschaft beschrieben wird. Die Einrichtung muss sich um eine transparente Informationspolitik gegenüber den Angehörigen hinsichtlich der Betreuung kümmern. Auch die Erhebung von biografischen Daten der Bewohner gehört dazu. Das Konzept sollte auch die Kundenzufriedenheit auf Seiten der Angehörigen sicherstellen und es sollte eine gemeinsame Kommunikation zum Bewohner ermöglichen«* (vgl. *Leptihn* 2001, S. 69).

Folgende Fragen können in der Konzepterstellung hilfreich sein:

- **Warum** soll in der Einrichtung Angehörigenarbeit durchgeführt werden? Was sind die Ziele?
- **In welcher Form** sollen Angehörige integriert werden? (Z.B. Pflegevisiten mit Integration der Angehörigen, Informationsabende, Beteiligung der Angehörigen am Pflegeprozess, feste Sprechstundenzeiten der zuständigen Pflegekraft, der WBL, PDL, Befragungen zur Zufriedenheit, Ausschüsse zur Beteiligung an Entscheidungen, Informationsbriefe, Hauszeitschrift etc.)
- **In welchen Bereichen** strebt die Einrichtung eine Partizipation der Angehörigen an? (Nur Entscheidungen oder auch Mithilfe bei der Pflege?)
- **In welcher Weise** wird die Partizipation ermöglicht? Dürfen Angehörige sich nur reaktiv auf bereits erfolgte Strategien betätigen, indem sie z.B. eine Rückmeldung über ihre Ansichten hinsichtlich eines Info-Briefes geben oder wird eine aktive Beteiligung an Entscheidungs- oder Pflegeprozessen gewünscht?
- **Wer** regt den Partizipationsprozess an? Werden die Angehörigen mündlich oder schriftlich eingeladen und von wem?
- **Wie häufig** sollen Angehörige angesprochen werden. Bleibt dies dem Zufall überlassen oder gibt es festgelegte Anlässe/Intervalle?
- **Womit** erfolgt die Einladung? Gibt es nur einen Hinweis in der Einrichtung, dass die Beteiligung der Angehörigen erwünscht ist oder erfolgt eine persönliche Einladung per Brief?
- **Wann** findet die Einladung statt? Wird der nächste Termin immer schon bei Abschluss einer gemeinsamen Aktivität vereinbart (damit auch der Angehörige lange genug planen kann)?
- **Welcher** Prozess wird zur Einigung eingeleitet, wenn in einer gemeinsamen Entscheidungs- oder Handlungssituation Unstimmigkeiten auftreten (z.B. über die Art und Weise einer Pflegemaßnahme im Rahmen der gemeinsamen Pflegevisite)? (Ergänzend kann hier als Literatur empfohlen werden: Daneke, S.: Angehörigenarbeit. Urban & Fischer München, Jena 2000)

Weitere Fragen finden sich unter den verschiedenen Aktivitäten.

5.15.1 Integration der Angehörigen beim Erstgespräch und bei der Aufnahme

Das Erstgespräch dient der beiderseitigen Informationsvermittlung und dem -austausch. Die Informationen sollen helfen, den Bewohner mit seinen persönlichen Ressourcen und Bedürfnissen kennen zu lernen und einen individuellen Pflegeplan erstellen zu können. Häufig ist jedoch die Informations- oder Aufnahmesituation für den alten Menschen Angst auslösend und erschreckend. Möglicherweise zieht er sich zurück, kann nicht mehr zuhören oder auf die Fragen antworten. Es ist auch möglich, dass er in dieser neuen Situation die Informationen nicht behalten kann und so später kaum in der Lage ist, eine Entscheidung zu treffen.
Angehörige werden hier zum wichtigen Vermittler. Sie sind nicht der direkt Betroffene und können das Erstgespräch oder die Informationssammlung somit oft leichter neutral verarbeiten.

Folgende Fragen könnten in der Konzepterstellung hilfreich sein:

- **Welches** Ziel soll mit der Maßnahme erreicht werden?
- **Wann** sollte die Maßnahme stattfinden (schon Zu Hause oder im Krankenhaus oder erst bei der Aufnahme des Bewohners)?
- **Welche** Informationen sollen von der Einrichtung eingeholt werden, welche möchte sie selbst vermitteln?
- **Welche** Unterstützung kann genutzt werden, um Informationen zu gewinnen? Gibt es zum Beispiel einen Fragebogen oder eine Checkliste? Welche Informationen möchte die Einrichtung dem potenziellen Bewohner oder dem Angehörigen vermitteln? Gibt es hierzu ein Faltblatt oder eine Broschüre? Stellt sich die Einrichtung auf einer Internetseite dar, auf der der Bewohner oder sein Angehöriger später weitere Fragen stellen oder sich Informationen holen kann?
- **Wer** führt das Informationsgespräch (PDL, HL, WBL, SD)?
- **Wer** steht bei dem Gespräch im Vordergrund: der potenzielle Bewohner oder der Angehörige? (Die Entscheidung sollte dazu führen, dass beim Gespräch der Bewohner nicht übergangen wird, nur weil er vielleicht nicht mehr so schnell antworten kann.)
- Über **welche** Bereiche wird in diesem Gespräch informiert? Werden lediglich die Stammdaten des potenziellen Bewohners aufgenommen? Werden wichtige Daten des Heimgeschehens ausgetauscht? Besteht Raum für unvorhersehbare Fragen des Bewohners oder des Angehörigen?
- **Wo** werden Informationen und Ergebnisse des Gesprächs dokumentiert?

5.15.2 Integration von Angehörigen im Rahmen von Angehörigenabenden

Angehörigenabende dienen der kollektiven Information, d. h. der Information einer ganzen Gruppe über verschiedene Fragestellungen oder deren Lösungen oder einem Austausch mit anderen Angehörigen (als ebenfalls Betroffene). An einem Angehörigenabend können die Angehörigen die Meinungen der anderen mit ihren eigenen vergleichen und damit eine Standortbestimmung vornehmen.

Wenn in einer Einrichtung allerdings aktuell mehrere deutlich erkennbare Probleme oder Missstände bestehen, kann die Durchführung eines Angehörigenabends zur Erörterung persönlicher Anliegen zu einer echten Katastrophe führen. Durch das Aufzeigen multipler Probleme durch verschiedene Angehörige bekommt der Einzelne den Eindruck, dass in der Einrichtung vieles im Argen liegt. In einem solchen Fall empfiehlt es sich, Pflegevisiten mit Integration der Angehörigen einzuführen, um individuelle Abfragen und gezielte Lösungsstrategien zu ermöglichen.

Angehörigenabende eignen sich eher zur Information über verschiedene Aktivitäten der Einrichtung oder über neue Maßnahmen. Wenn Probleme angesprochen werden, ist der Verweis auf ein Einzelgespräch sinnvoll.

Folgende Fragen könnten in der Konzeptentwicklung sinnvoll sein:
- Finden in der Einrichtung Angehörigenabende statt oder sollen diese in der Zukunft eingeführt werden?
- **Welches** Ziel verfolgt die Einrichtung mit dem Angebot und der Durchführung von Angehörigenabenden?
- **Wie oft** finden Angehörigenabende statt? Gibt es eine festgesetzte Anzahl pro Jahr?
- **Welche** Anlässe oder Fragestellungen bedingen einen Angehörigenabend?
- **Wie**, d. h. in welcher Form wird eingeladen?
- **Wer** organisiert und leitet den Angehörigenabend?
- **Wie**, d. h. in welcher Weise werden Anregungen, kritische Äußerungen oder Fragestellungen der Angehörigen weiter bearbeitet?
- **Wo** und **Wie** wird der Verlauf und die Ergebnisse der Angehörigenabende dokumentiert?

5.15.3 Integration der Angehörigen bei Pflegevisiten

Pflegevisiten mit Integration der Angehörigen verfolgen das Ziel, die Angehörigen in festgelegten Intervallen über den Zustand des Bewohners, seine Situation, seinen Pflegezustand und dessen Entwicklung zu informieren. Manchmal verstehen die Angehörigen verschiedene Maßnahmen, die in der Pflege und Betreuung angewendet werden, nicht, was dann zu Unmut führt.
In einer derartigen Pflegevisite ist nicht nur für Unmutsäußerungen Raum. Der Angehörige kann durchaus auch Punkte benennen, die ihn zufriedengestellt haben. So wird er angeleitet, nicht nur die negativen Erfahrungen zu sehen und gedanklich abzuspeichern, sondern auch die positiven.

Folgende Fragen könnten in der Konzepterstellung hilfreich sein:
- Finden in der Einrichtung Pflegevisiten statt oder ist dies für die Zukunft geplant?
- **Was** ist das Ziel der Einrichtung? Warum will die Einrichtung diese Pflegevisiten mit Integration der Angehörigen durchführen? Welche Auswirkungen sollen durch diese Maßnahme beim Bewohner, bei den Angehörigen und bei den Mitarbeitern der Einrichtung erwirkt werden?
- **Wie** wird die Pflegevisite durchgeführt? Gibt es ein festgelegtes Prozedere oder bleibt die schrittweise Durchführung der Kreativität des einzelnen Mitarbeiters, den Anforderungen durch den Angehörigen oder der individuellen Entwicklung in der Situation überlassen? (Es empfiehlt sich in jedem Fall ein standardisiertes Vorgehen mit einem Freiraum für jeweilige Erweiterungen, damit die positiven Fragen berücksichtigt werden).
- **In welcher Zeit** sollte die Pflegevisite durchgeführt werden? Diese Frage lässt sich gleich in zwei verschiedenen Richtungen aufstellen: Zum einen sollte in der Einrichtung gefragt werden, ob die Maßnahme besser am Vormittag oder am Nachmittag durchzuführen ist (dabei auch an berufstätige Angehörige denken). Hinsichtlich der zeitlichen Ressourcen, die für eine Pflegevisite im Dienstplan und im Wohnbereichsablauf einzuplanen ist, muss diese Frage gemeinsam geklärt werden. Realistisch ist eine Zeitspanne von ca. 30 bis 45 Minuten.
- **Wie** und **wo** werden Vereinbarungen zwischen Pflegendem und Angehörigem dokumentiert?
- **Wer** dokumentiert die Richtigkeit? Unterschreibt der Angehörige das Pflegevisitenprotokoll? Erhält er eine Kopie für seinen persönlichen Bedarf? (So kann er auch Zuhause immer wieder nachsehen, welche Vereinbarungen getroffen wurden).

►

- **Wo** wird das Pflegevisitenprotokoll (wenn eines angefertigt wurde) abgeheftet? Wird es in der Pflegedokumentationsmappe abgeheftet oder in einem separaten Ordner? Wird im Pflegbericht ein kurzer zusammenfassender Bericht geschrieben, damit die übrigen Teammitglieder das Ergebnis nachvollziehen und sich evtl. abgesprochenen Änderungen anpassen können?
- **Wo**, d.h. in welchem Raum soll die Pflegevisite stattfinden? Ist es geplant, dass diese im Bewohnerzimmer stattfindet oder eher in einem abgeschlossenen, ruhigen Raum?
- **Wer** soll die Pflegevisite durchführen (zuständige Pflegekraft, WBL, PDL oder mehrerer der Genannten)?
- **Wo** wird es dokumentiert, wenn ein Angehöriger die Kooperation im Rahmen einer gemeinsamen Pflegevisite angeboten bekam, diese aber nicht wünscht?
- **Wie** werden die in der Pflegevisite möglicherweise aufgenommenen Beschwerden in das Beschwerdemanagement übergeleitet?
- **Wie oft**, d.h. in welchen Abständen sollen Pflegevisiten angeboten und durchgeführt werden?

Möglicherweise gibt es noch weitere Fragen, die dann von der jeweiligen Form der durchgeführten Pflegevisite abhängig sind.

5.16 Teilbereich: Konzept der Sozialen Betreuung

Als eigenständiger Teilbereich kann das Konzept der Sozialen Betreuung eingebunden werden. Die Aufgaben dieses spezifischen Bereichs werden immer dichter mit denen der Pflege verknüpft. Dies mag daran liegen, dass immer mehr Menschen aufgrund ihrer gerontopsychiatrischen Erkrankungen nicht mehr an Bastelstunden, gewöhnlichen Kommunikations- und Beschäftigungsaktivitäten teilnehmen können. Auch wird die Notwendigkeit immer größer, durch gezielte Maßnahmen direkt an der Erhaltung noch vorhandener Fähigkeiten mitzuwirken, d.h. Trainingsmaßnahmen durchzuführen. An dieser Stelle sei die Eignung der genannten Mitarbeiter angesprochen, sich aktiv an Frühstücksgruppen und Esstrainings zu beteiligen. Auch im Rahmen von Anziehtrainings können kommunikative Handlungen geübt werden. Das Aufgabenspektrum der Mitarbeiter der Sozialen Betreuung muss sich entsprechend dem in den letzten zehn Jahren deutlich werdenden Wandel des Klientels anpassen. Es wurden zwar bereits Fragen zur Verknüpfung zwischen den Mitarbeiter der Sozialen Betreuung und den Pflegenden aufgezeigt, dennoch sollte dieser Berufsgruppe ein eigener Konzeptteil zur Verfügung stehen.

Folgende Fragen könnten hilfreich sein:

- **Wie** ist der Bereich der sozialen Betreuung definiert?
- **Welche Qualifikation** haben die Mitarbeiter der Sozialen Betreuung? (Sind hier ausschließlich Sozialarbeiter oder Sozialpädagogen beschäftigt oder auch Ergotherapeuten und Krankengymnasten?)
- **Welche Zusatzqualifikationen** (z.B. Validation, Basale Stimulation, Snoezelen, 10-Minuten Aktivierung nach Schmidt-Hackenberg) sind bei den einzelnen Mitarbeitern vorhanden? (Hierzu kann eine separate Liste geführt werden)
- **Welche besonderen Aktivitäten** bietet der Bereich, der möglicherweise in anderen Einrichtungen nicht vorhanden ist? (Z.B. »Kochen am Bett«)
- **Welche Ziele** (Leitbild) verfolgt diese Berufsgruppe mit ihrem Handeln? (Z.B. eher Beschäftigung oder auch Trainingsmaßnahmen zum Erhalt noch vorhandener Fähigkeiten)
- **Welche Angebote** werden für welche Zielgruppe gemacht? (Welche Angebote werden den schwer Bettlägerigen oder Menschen mit Demenz gemacht?)
- **Welche Formen** der Betreuung gibt es? Gibt es Maßnahmen der Einzelbetreuung? Wenn ja, welche?
- In **welchen Räumen** finden die Aktivitäten statt? (Finden die Aktivitäten vorrangig in zentralen oder dezentralen Räumen statt?)
- **Welche Organisationsform** liegt vor? Sind die einzelnen Mitarbeiter den Wohnbereichen zugeordnet und führen dort als Bezugsperson die Aktivitäten durch oder sind sie eher in Form der Funktionsversorgung organisiert?
- **Wie** ist die Stelle im Organigramm eingeordnet? Sind die Mitarbeiter der Sozialen Betreuung autonom organisiert oder der Wohnbereichsleitung oder Pflegedienstleitung unterstellt?
- **Wie** kann sichergestellt werden, dass alle Bewohner ein ihnen angemessenes Betreuungs- und Beschäftigungsangebot erhalten?
- **In welcher Form** findet eine Vernetzung mit der Pflege (hier insbesondere mit der Bezugspflegefachkraft) statt? Findet sich z.B. ein kollektiver Austausch- und Entscheidungsprozess innerhalb von Evaluationen, Fallbesprechungen, Pflegevisiten?
- **Wer** schreibt den Anteil der Beschäftigung und Betreuung innerhalb der Pflege- und Betreuungsplanung? Schreibt jeder Mitarbeiter der beiden

▶

Berufsgruppen seinen eigenen Anteil? (Übernimmt z.B. der Mitarbeiter der Sozialen Betreuung in den AEDL » Kommunizieren können«, »Soziale Bereiche des Lebens sichern und gestalten können«, »Mit existenziellen Erfahrungen des Lebens umgehen können« den kompletten Planungsteil selbst, oder tauscht er sich mündlich mit der Bezugspflegefachkraft aus, sodass diese den Bereich der Sozialen Betreuung in die Planung integriert?)

- **Zu welchen Zeiten** finden die Angebote statt? Gibt es z.B. nur während der Kernarbeitszeit Angebote oder werden diese zu unterschiedlichen Zeiten (morgens, mittags, abends) und auch am Wochenende durchgeführt?
- **Welche Formen der indirekten Aufgaben** übernimmt diese Berufsgruppe? (Z.B. Heimaufnahme, Hilfe bei Postangelegenheiten für die Bewohner usw.)
- **Finden regelmäßig Dienstbesprechungen** innerhalb dieser Gruppe und/ oder übergreifend mit der Pflege und/oder Hauswirtschaft statt?
- **Wie** sind die Mitarbeiter in der Fortbildung eingebunden?
- **Welche Formen der Qualitätssicherung** wird durch diesen Bereich durchgeführt?

5.17 Teilbereich: Konzept der Hauswirtschaft

Ähnlich wie der Teilbereich der Sozialen Betreuung wird auch der Bereich der Hauswirtschaft immer mehr mit der Pflege verknüpft. Das Gesamtinteresse der Zusammenarbeit aller drei Berufsgruppen besteht darin, den Bewohner in seiner Ganzheitlichkeit zu versorgen und hierbei möglichst weitgehend dessen Bedürfnisse zu berücksichtigen.

In den Grundlagen zur Prüfung der Qualität nach §§ 112, 114 (Stand 2005) fragt der MDK auf Seite 100: *»Liegt ein geeignetes schriftliches Konzept zur hauswirtschaftlichen Versorgung vor?«*

In der weiteren kategorialen Befragung zeigen sich dann Unterfragen, die im Konzept beantwortet werden sollten:

- **Welche Kernaufgaben** obliegen dem Bereich der hauswirtschaftlichen Versorgung?
- **Wer** leitet den Bereich?
- **Wem** ist er im Organigramm unterstellt?

- **Über welche personelle Ausstattung** verfügt der Bereich?
- **In welchen Bereichen** sind die Mitarbeiter tätig? (Nur Küche, Wäscherei und Reinigung oder auch z. B. im Service im Speisesaal?)
- **Wie** findet die Leistungsgestaltung der Verpflegung statt?
- **Welche Zeiten sind für die Speiseversorgung vorgesehen?**
- **Welche Möglichkeiten** gibt es, auch außerhalb dieser Zeiten Nahrungsmittel und Getränke für die Bewohner zu erhalten?
- **Wie** ist die Hausreinigung organisiert? Zu welchen Zeiten werden z. B. die Zimmer der Bewohner gereinigt?
- **Wie** sind die Mitarbeiter der Hauswirtschaft z. B. in die Sturzprophylaxe nach dem Expertenstandard des DNQP eingebunden?
- **Wer** ist für den Wäscheservice verantwortlich?
- **Wie** ist der Wäscheservice organisiert (extern oder intern, durch welche Mitarbeiter, an welchen Tagen, zu welchen Uhrzeiten usw.)?
- **Besteht die Möglichkeit,** dass Angehörige selbst die Wäschereinigung übernehmen?
- **Welche Aussagen** werden zur Kooperation mit anderen Diensten gemacht?
- **Wird** eine Kooperation mit externen Formen, z. B. im Bereich der Speiseversorgung, durchgeführt?
- **Welche Diäten** können in der Einrichtung in Anspruch genommen werden?
- **Wie** wird mit »Spezialwünschen« umgegangen, die Bewohner haben?
- **Welche Angebote** können durch den Bewohner innerhalb der Einrichtung in Anspruch genommen werden? (Geburtstagskaffee und Feiern, Aufbewahrung eigener Lebensmittel in einem Kühlschrank auf dem Zimmer und Unterstützung in der Entsorgung durch die Mitarbeiter der Hauswirtschaft)
- **Welche** Maßnahmen unternimmt der Bereich der Hauswirtschaft zur Vermeidung von Gefahren (z. B. Anwendung der HACCP)?
- **Wie** sind die Mitarbeiter der Hauswirtschaft in Fortbildungen eingebunden?
- **Welche Formen der Qualitätssicherung** wird durch diesen Bereich durchgeführt?
- **In welcher Form** ist dieser Bereich mit der Pflege und der Sozialen Betreuung vernetzt? (Gibt es hier z. B. übergreifende Besprechungen mit Protokollführung?)

5.18 Der Konzeptentwicklungs- und -implementierungsprozess

Hier soll der ab Kapitel 6 aufgeführte Prozess der Entwicklung und der Implementierung des Konzepts erkennbar gemacht werden. Da dieser Teil im Weiteren noch intensiv behandelt wird, soll an dieser Stelle nicht näher darauf eingegangen werden. Im Pflegekonzept sollte erkennbar sein, wann das Pflegekonzept entwickelt wurde, wer daran beteiligt war und ob bzw. in welchen Abständen es überprüft und modifiziert wird.

Allgemeines hierzu siehe Seite 148.

5.19 Das Literaturverzeichnis

In diesem Teil soll der Nachweis von Fremdquellen und weiterführender Literatur aufgezeigt werden. So wird nachgewiesen, dass die verwendeten Aussagen wissenschaftlich bzw. fachlich fundiert sind und dass die Autoren des Konzepts kein Plagiat begangen haben. Auch erhält der Leser so die Möglichkeit, sich weitergehend zu informieren.

Die Quellen sind immer nach dem gleichen Schema aufzulisten. Als Angaben werden aufgeführt:
Autor: Nachname, Zuname
Titel des Werks
Verlag
Erscheinungsjahr

5.20 Der Anhang

In einem Anhang werden alle im Konzept angesprochenen Prozessbeschreibungen beigefügt. Beispielhaft seien hier Pflegestandards, Stellenbeschreibungen, Checklisten und Fragebögen, Dienst- oder Verfahrensanweisungen, der Heimvertrag, möglicherweise vorhandene Ergänzungsangebote etc. genannt. Je genauer das Pflege- und Betreuungskonzept alle wichtigen Informationen aufzeigen soll oder je mehr Bereiche abgedeckt werden sollen, umso umfangreicher kann der Anhang werden. Es empfiehlt sich in diesem Fall, den Anhang in einem separaten Order zu führen. Hier wird erkennbar, dass die Entwicklung eines Pflege- und Betreuungskonzepts eng mit der Qualitätsentwicklung verbunden ist und wahrscheinlich sogar mit der Entwicklung verschiedener Prozessstrategien verbunden sein wird. Auch ist es möglich, für verschiedene Konzeptteile keinen Anhang anzulegen, wenn ein QM-Handbuch besteht. In diesem Fall reicht der Verweis auf diese Quelle an der entsprechenden Konzeptstelle.

6 Prozess der Konzeptionierung und Implementierung von Pflegekonzepten

Der Erarbeitungs- und Implementierungsprozess wird in seiner Art auch bestimmt werden durch die kulturellen und strukturellen Bedingungen einer Einrichtung. Unter kulturellen Bedingungen lassen sich alle Faktoren verstehen, die die Zusammenarbeit der Mitarbeiter eines Heims regeln. Gemeint sind Wertvorstellungen, Haltungen, die Art des Umgangs miteinander, der Grad der Partizipation, der den Mitarbeitern von der Einrichtungsleitung eingeräumt wird, Art und Weise und Ausmaß der Mitarbeiterwertschätzung, der Umgang mit Kritik und mit Konflikten. Unter kulturellen Faktoren werden also jene verstanden, die im mitmenschlichen Bereich liegen.
Unter strukturellen Bedingungen werden hingegen solche verstanden, die sich durch festgeschriebene, nachweisbare Organisationssysteme auszeichnen, also Rahmenbedingungen. Beispielhaft sei hier das Führungssystem gemeint (starke hierarchische Strukturen oder eine schriftlich fixierte oder visuell dargestellte Festlegung einer Gruppenverantwortung), die Regelung von Zuständigkeiten über Checklisten, Standards oder Verfahrensanweisungen für verschiedene Prozessschritte, Hilfsmittel oder Dokumentationsvorgaben usw. Es ist daher wichtig, sich vor der Planung und der Umsetzung des Projekts »Erstellung und Einführung eines Pflege- und Betreuungskonzepts« Gedanken über den Prozess, über die angestrebten Ziele, über die Konsequenzen sowie über notwendige Strukturen zu machen.
Die Erarbeitung des »Erstkonzepts« ist eine zeitaufwändige Aktion. *Christine Sowinski* beschreibt die Konzeptentwicklung, wie sie vom KDA empfohlen wird, in folgenden Schritten:

»Erstellung eines Einrichtungskonzepts

1. *Beim Träger wird Auskunft über Leitbild und Kultur erbeten.*
2. *Literatur und andere Konzepte werden studiert.*
3. *Eine Konzeptgruppe wird gegründet. In der Konzeptgruppe sind die leitenden Mitarbeite/Innen und ausgewählte MitarbeiterInnen aus allen Bereichen vertreten, die Klausurtagungen abhalten. Klausurtagungen sind deshalb wichtig, damit der Zwang entsteht, noch innerhalb der Klausur das Konzept zu verabschieden. Auf der Klausurtagung wird ein Moderator benötigt (dies kann auch ein externer Moderator sein). Klausurtagungen machen nur Sinn, wenn ein erster Konzeptentwurf schriftlich vorliegt und die MitarbeiterInnen an den Formulierungen mitarbeiten.*
4. *Die Klausurtagung sollte mit einem verbesserten Konzeptentwurf beendet werden.*

5. *Dieser Konzeptentwurf wird dem Träger vorgestellt, der ihn billigen bzw. eigene Vorstellungen einarbeiten muss.*
6. *Der Konzeptentwurf wird den BewohnerInnen, den Angehörigen un den MitarbeiterInnen vorgestellt.*
7. *Innerhalb von 6 Wochen haben alle Betroffenen Zeit, Vorschläge, Verbesserungen usw. zu machen.*
8. *Nach möglichen Änderungen wird der neue Konzeptentwurf dem Träger wieder vorgestellt, der ihn nun als endgültigen Entwurf »absegnen« muss.*
9. *Das Konzept wird verabschiedet mit der Angabe, wann es seine Endgültigkeit erhält.*
10. *Die tägliche Arbeit (IST-Situation) wird am Konzept (SOLL) gemessen.*
11. *Die Konzeptgruppe sammelt Kritikpunkte im Alltag, die dem Konzept widersprechen. Die Arbeit an einem Pflegekonzept ist damit auch eine qualitätsentwickelnde Maßnahme, da durch das Pflegekonzept SOLL-Vorgaben beschrieben werden.*
12. *Die leitenden MitarbeiterInnen überlegen, wie ein Änderungsplan bezüglich der IST-Situation dem SOLL-Zustand entsprechend dem Konzept angeglichen wird.*
13. *Ein Qualitätszirkel kann Lösungen für kritische Situationen erarbeiten.*
14. *Das Konzept wird spätestens nach zwei bis drei Jahren überarbeitet«*

(vgl. *Sowinski* 2001:128 f.).

6.1 Vor-Entscheidungsprozess zur Erstellung und Implementierung des Konzepts

6.1.1 Entscheidung über die partizipative Integration der Mitarbeiter

Da Konzepte eine hochgradig individuelle Form der Darstellung des Heimgeschehens sind, können kaum fertige Konzepte eingekauft und auf die Einrichtung übertragen werden. An dieser Stelle geht es ja gerade darum, das Spezifische, das, was den potenziellen Kunden für die Einrichtung einnehmen soll, darzustellen.

Wie und durch wen ein Konzept nun in der Praxis erarbeitet wird, wird die spätere Umsetzung stark beeinflussen: »*Konzepte, die in der Praxis umgesetzt werden sollen, können nicht von Einzelpersonen erarbeitet und den Mitarbeitern anschließend einfach vorgesetzt werden. Diese Vorgehensweise wird unweigerlich dazu führen, dass die Mitarbeiter sich mit dem neuen Konzept nicht identifizieren können. Sie werden es nur in kleinen Teilen oder nur auf Anordnung durchführen und sie werden mit sehr vielen Gegenargumenten beweisen, dass das neue Konzept praktisch*

nicht umsetzbar ist. Selbst wenn das von einer Einzelperson erarbeitete Konzept inhaltlich sehr gut ist, wird die praktische Umsetzung aus diesen psychologischen Gründen scheitern. Die Gründung einer Arbeitsgruppe ist daher der bessere Weg« (vgl. *Leptihn* 2001:21).
Eine Erarbeitung und Entscheidung von oben, d. h. von der Führungsebene mit anschließender Verordnung an die Basis, wird als »Top-down-Methode« bezeichnet. Findet der Entwicklungsprozess mit einer starken Mitarbeiterbeteiligung (also eher von »unten«) statt, so nennt man dieses Vorgehen »Bottom-up«.

Vorteile, die aus einer Beteiligung der Mitarbeiter entstehen, sind:
- Die empfundene Wertschätzung der Mitarbeiter erhöht deren Motivation (auch bei der späteren Umsetzung).
- Die Identifikation der Mitarbeiter mit dem Konzept steigt.
- Die Mitarbeiter bringen praxisrelevante Inhalte ein.
- Lücken und falsche, d. h. nicht durchzuführende Inhalte werden herausgefiltert.
- Es wird die Sprache der Praxis verwendet. Missverständnisse können so leichter vermieden werden.

Nachteile oder Schwierigkeiten einer hohen Mitarbeiterbeteiligung:
- Der Zeitaufwand für die Erarbeitungsphase steigt.
- Einzelne Mitarbeiter fühlen sich durch die Auswahl benachteiligt, andere privilegiert.
- Es können leicht Diskussionen auf so genannten Nebenschauplätzen entstehen, d. h. zu erörternde Fragen orientieren sich nicht mehr am roten Faden.
- Die Notwendigkeit einer professionellen Moderation steigt.
- Die Gefahr, die eigenen Bedürfnisse oder Strategien zur eigenen Problemlösung in den Vordergrund zu stellen, steigt (verständlich bei der zur Zeit bedrohlichen Arbeitssituation).

Für welche Methode sich die Einrichtung entscheidet, hängt oft nicht zuletzt auch von den personellen Ressourcen oder von einem begrenzten zeitlichen Rahmen (z. B. nach MDK-Qualitätskontrolle) ab. Alternativ zu den oben genannten Formen kann eine Integration der Mitarbeiter in den Konzeptentwicklungsprozess auch derart geschehen, dass in kürzeren Intervallen Workshops stattfinden, um die Bewertung der Mitarbeiter einzuholen. So kann eine kleine Projektgruppe das Konzept entwickeln und der »Rest des Teams« wird in Intervallen beteiligt. Nach jedem Work-Shop wird dann eine Adaptation des Konzeptes vorgenommen.

6.2 Erarbeitung eines Konzepts unter Einsatz des Problemlösungskreises

Generell können die einzelnen Schritte des Problemlösungskreises (s. Abbildung 13), die auch in der Pflegeplanung Anwendung finden, zur Klärung genutzt werden.

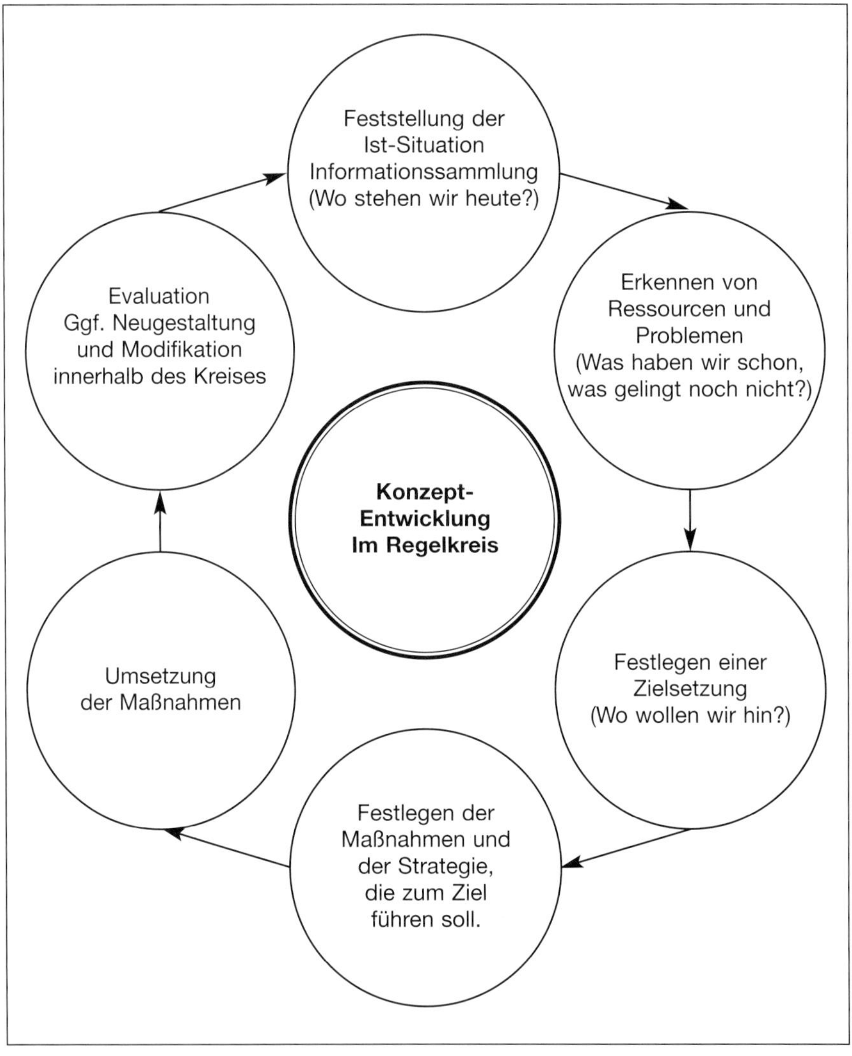

Abb. 13: Der Problemlösungskreis in der Konzepterstellung.

6.2.1 Phase 1: Klärung der Ist-Situation/Informationssammlung

Die Informationssammlung ist die Grundlage für die Planung des Prozesses. Unter der Erhebung der IST-Situation kann auch die Analyse der gesetzlichen, humanitären, wirtschaftlichen oder ökologischen Anforderungen verstanden werden, also eine Verbindung zwischen IST und SOLL.

Folgende Fragen können bei der Klärung sinnvoll sein:

- Wollen wir ein Pflege- und Betreuungskonzept als Broschüre, umfassend oder als Teil des Qualitätshandbuchs?
- **Welche Zielsetzung** verfolgen wir mit dem Konzept?
- **Welche Zielgruppen** werden angesprochen?
- **Welche Konzepte** können wir zur Information heranziehen (evtl. aus anderen Einrichtungen, aus der Literatur, aus dem Internet)?
- **Welche Punke** sind uns im Konzept wichtig (Gliederung)?
- **Wie** sehen wir **Qualität** in der Bewohnerversorgung?
- **Wie** ist unsere **jetzige Situation** in der Versorgung/Betreuung der Bewohner, Kommunikation mit den Angehörigen, Teamsituation?
- Können beim Träger Informationen zum bestehenden Leitbildern oder Konzepten eingeholt werden?
- **Welche Informationen** bietet die Literatur zur Konzeptentwicklung?
- **Benötigen wir weitere »Spezialisten«** bei der Konzepterstellung (z. B. Personen, die sich mit einzelnen Themen besonders gut auskennen – z. B. Pflegevisite – oder solche, die spezielle Fähigkeiten haben, wie etwa die Fähigkeit zur Moderation oder zur schriftlichen Erstellung von Konzepten)?

6.2.2 Phase 2: Erkennen von Ressourcen und Problemen

Ressourcen

Ressourcen können als Fähigkeiten, als schon erreichte Ziele, als bereits eingeführte Strategien, als unterstützende Möglichkeiten verstanden werden.

- In welchen Punkten haben wir schon jetzt klare Vorgaben, z. B. in Form von Standards, Dienstanweisungen, Richtlinien?
- Sind wir mit den dort vorhandenen Vorgehensweisen einverstanden? Erfüllen Sie unsere Qualitätsanforderungen?
- Was hat sich bewährt, von dem was wir machen?
- Wo sind zufriedenstellende Ergebnisse erkennbar?
- Wie können wir erkennen, welche Erwartungen unsere Kunden an Qualität haben?

- Wer in unserer Gruppe hat spezielle Fähigkeiten oder Fertigkeiten, die bei der Konzepterstellung dienlich sein können?
- Haben wir jemanden, der – wenn die Einzelteile fertiggestellt sind – diese zu einem Gesamtkonzept zusammenfügen und dabei den Stil und ggf. inhaltliche Gliederungen harmonisieren kann?
- Findet sich in der Gruppe jemand, der den Prozess moderieren und visualisieren kann?
- Wer eignet sich für die Protokollführung?
- Gibt es zeitliche Ressourcen für die Erarbeitung?
- Gibt es einen geeigneten Raum?

Probleme

Unter Problemen sind die einschränkenden, prozesshemmenden Faktoren, bislang nicht zufriedenstellende Ergebnisse, Defizite in der Erfüllung gesetzlicher Mindestvorgaben und anderen Faktoren zu verstehen, die die Tätigkeit der Einrichtung im gesamten und die Gestaltung des Prozesses der Konzepterstellung und -implementierung blockieren oder hemmen.

- Wo sind die Ergebnisse nicht zufriedenstellend?
- Wo kommen wiederholt Beschwerden?
- Wo oder wann fühlen wir uns selbst nicht wohl in unserer Arbeit?
- Wo weist die Einrichtung verbesserungswürdige Defizite auf?
- Wo können wir die gesetzlichen Bestimmungen nicht (oder nicht immer) einhalten?
- Wo oder in welcher Hinsicht sind andere Einrichtungen besser als wir oder haben einen besseren Ruf?

Denkbare Probleme könnten z. B. sein: eine hohe Fluktuation oder ein hoher Krankenstand, ein geringer Anteil der Pflegestufe II und III, dauerhaft freie Bewohnerplätze, wiederholte MDK-Qualitätskontrollen nach Beschwerden, unzufriedene Bewohner usw.

6.2.3 Phase 3: Festlegung der Zielsetzung

In der Zielsetzung wird eine Beschreibung der IST-Situation des angestrebten Standorts vorgenommen, also vom jetzigen Standpunkt aus betrachtet das SOLL. Ein Ziel ist ein Punkt, der entweder noch nicht erreicht wurde oder dessen Erreichung angestrebt wird. Bei der Zielbeschreibung ist es wichtig, keine utopischen oder von den gesetzlichen Zielen abweichende Beschreibungen vorzunehmen. Das Ziel muss realistisch, erreichbar und überprüfbar sein. Wenn ein Ziel erst in weiter Ferne, d. h. nicht in Kürze zu erreichen ist, bietet sich die Formulierung und Unterscheidung von Nah- und Fernzielen an.

Folgende Fragen sind hilfreich:
- **Welche Ziele** verfolgen wir mit der Konzepterstellung?
- **Welche einzelnen Gruppen** sollen im Konzept eingebunden werden (Pflege, Hauswirtschaft, Sozialdienst o. ä. oder nur die Pflege)?
- **Welche Punkte** wollen wir bearbeiten?
- **Welche Priorität** geben wir den einzelnen Punkten? Was ist besonders wichtig?
- **Wann** soll das Konzept fertig gestellt sein?
- **Wann** sollen jeweils Teilziele erfüllt sein? Wie sehen diese konkret aus?
- Wie sieht das SOLL für einzelne Prozesse aus? (Wie beschreibt die Einrichtung Pflegequalität? Was gehört dazu? Was sind Mindestanforderungen?

6.2.4 Phase 4: Erstellung von Maßnahmen/Strategieplanung

Um angestrebte Ziele (SOLL-Zustand) zu erreichen, sind Maßnahmen mit effektiver Zielsetzung zu beschreiben. Manchmal erscheint es fragwürdig, ob es wirklich notwendig ist, eine Maßnahme so detailliert zu beschreiben. Es ist jedoch nicht davon auszugehen, dass alle beteiligten Mitarbeiter ohne eindeutig klärende Maßnahmenregelung automatisch und ständig das gleiche Vorgehen zeigen. Auch bleibt es bei der Durchführung von Projekten ohne klärende Absprachen dem Zufall überlassen, wer sich für was zuständig fühlt oder wie eine Aufgabe durchgeführt wird bzw. wann oder womit sie erfüllt wird.

Die so genannten W-Fragen können hierbei hilfreich sein:
- **Was** genau soll getan werden?
- **Wie** soll die Aufgabe erfüllt werden?
- In **welcher** Zeit soll die Aufgabe erfüllt werden?
- **Womit** soll die Aufgabe ausgeführt werden (gibt es z. B. eine Checkliste oder eine Verfahrensanweisung, ein bestehendes Konzept o. ä.)?
- **Wann** sollen Zwischenergebnisse abgeliefert werden?
- **Wer** koordiniert den Gesamtprozess?
- **Wer** moderiert ggf. gemeinsame Auswertungstreffen?
- **Wer** protokolliert ggf. Vereinbarungen und sorgt dafür, dass alle Mitarbeiter der Konzeptgruppe die Unterlagen bekommen?
- **Welche** Gruppe erstellt welche Punkte in welcher Zeit?
- **Welche** Hilfsmittel werden benötigt?
- **Welche** Gruppe/Person benötigt Hilfe?
- **Welche** gemeinsamen Fragestellungen sollen in allen Konzeptgliederungspunkten bearbeitet werden (evtl. W-Fragen erstellen!)?
- **Wer** ist Ansprechpartner, wenn der Prozess stagniert (Personen festlegen)?
- Soll eine Rückmeldung an den Konzeptkoordinator erfolgen? Wenn ja, in **welchen** Abständen und wie?

- **Wann**, d.h. in welchen Abständen wird das restliche Team integriert?
- **Wer** organisiert und koordiniert diesen Prozess?

Sinnvoll ist die Erstellung eines Plans, wie er im Projektmanagement eingesetzt wird (siehe Tabelle 6).

Tabelle 6: Projektplan.

Wer macht Ggf. mit wem?	Was ?	Bis wann?	Wie?	Womit?	Warum?	Evaluation am und durch und mit

6.2.5 Phase 5: Umsetzung der geplanten Maßnahmen

Nach einer guten Planung hängt der Erfolg einer Maßnahme von ihrer Umsetzung ab. Die exakte Beschreibung der W-Fragen und die Zuordnung klarer Zuständigkeiten sind die Voraussetzungen für eine effektive Umsetzung. Wenn jedem Mitarbeiter in der Projektgruppe alle Schritte klar und verständlich sind, müssen diese entsprechend der Planung umgesetzt werden. Die im SOLL aufgezeigten Maßnahmenplanungen müssen im IST, d.h. in der realen Situation ständig umgesetzt werden. Sie sind im IST, das heißt in der täglichen Realität, zu überprüfen.

6.2.6 Phase 6: Evaluation

Evaluation ist das Bemessen und Bewerten einer Ware oder einer Handlung. Anders als bei einer Kontrolle fließen bei der Evaluation die Ergebnisse direkt wieder in der Prozess mit ein. Hiermit wird der Regelkreis mit dem Bemühen einer ständigen Optimierung in Kraft gesetzt. In festgelegten Abständen und zum Ende des Prozesses muss die Entwicklung des Pflege- und Betreuungskonzepts evaluiert werden.

Evaluationen im Entwicklungsprozess sollten zunächst in sehr kurzen Abständen erfolgen. Das Ziel ist es hierbei zum einen, zu überprüfen, ob die Mitglieder der Projektgruppe die gestellten Aufgaben bewältigen können und ob der Prozess in der angestrebten Art und Weise verläuft.

Folgende Fragen können hilfreich sein:
- Konnten die einzelnen Mitarbeiter der Projektgruppe die übernommene Aufgabe lösen? Wenn die Frage mit Nein beantwortet werden muss – welche Probleme gab es?
- Wie sehen aufgetretene Probleme aus? Wie zeigt sich das einzelne Problem genau? (Beschreibung des Problems, möglichst mit Kontext.)
- Welche Faktoren können zu diesem Problem geführt haben?
- Wie lassen sich diese Faktoren ausschalten?
- Lassen sich die aufgezeigten Prozesse unter menschlichen, gesetzlichen, ökonomischen, ökologischen Bedingungen langfristig durchführen und sicherstellen? (Es macht keinen Sinn, Verfahren zu beschreiben, die einer oder mehreren dieser Anforderungen nicht genügen würden.)
- Ist davon auszugehen, dass der Träger die Prozessbeschreibungen akzeptieren wird?
- Besteht bei den aufgeführten Konzeptpunkten eine Übereinstimmung mit den von *Monika Krohwinkel* aufgestellten Forderungen?

Evaluationen, die mit dem **Ziel der Partizipation** der nicht in der Projektgruppe tätigen Mitarbeiter oder mit den Angehörigen durchgeführt werden, bedürfen folgender Fragen:
- Sind die im Konzept aufgestellten vorläufigen Angaben richtig?
- Lassen sich die aufgezeigten Prozesse als angemessen bewerten?
- Können die Einrichtung und ihre Mitarbeiter die Prozesse in der angegebenen Form und Häufigkeit praktisch und täglich umsetzen oder sind die Rahmenbedingungen nicht oder nur zum Teil ausreichend?
- Gibt es Verbesserungsvorschläge der Mitarbeiter, die in der Projektgruppe nicht integriert wurden, deren Wichtigkeit aber erkennbar sind?
- Welche Hemmnisse sehen die Mitarbeiter in der Umsetzung der im Konzept aufgezeigten Prozesse?
- Gibt es erkennbare Probleme, die wahrscheinlich oder möglicherweise bei der Umsetzung des Konzepts auftreten können?
- Gibt es Anmerkungen der Bewohner, Angehörigen, Ärzte oder der anderen Berufsgruppen und Dienstleistungsbereiche, die mit der Einrichtung kooperieren?

Evaluationen, die **intermittierend zu Konzeptüberprüfung** bei bereits eingeführtem Pflege- und Betreuungskonzept durchgeführt werden, können mit folgenden Fragen durchgeführt werden:
- Konnten die im Konzept aufgestellten Forderungen und Vorgaben in der Praxis dauerhaft erfüllt werden (Abgleich IST-SOLL)?
- Waren die Ziele realistisch oder zu hoch gesteckt?

- Waren die Maßnahmen-/Prozessbeschreibungen angemessen und folgerichtig, sodass sie in der Praxis durchführbar waren?
- Waren die Bewohner, Angehörigen, Hausärzte, Mitarbeiter, die Gutachter des MDK oder andere die Dienstleitung der Einrichtung in Anspruch nehmende oder zahlende Instanzen jederzeit mit der Qualität der Leistung zufrieden?
- Haben sich neue humanitäre, gesellschaftliche, gesetzliche, wirtschaftliche, ökologische Forderungen oder Probleme ergeben, die in einer neuen Fassung berücksichtigt werden müssen (z. B. Notwendigkeit der Aufnahme neuer Punkte)?

Alle Evaluationen werden mit dem Ziel verfolgt, immer auf dem Weg der Optimierung zu sein, Stärken auszubauen, Schwächen schnell zu erkennen und möglichst rasch und effektiv zu beheben.

Sich zufrieden zu geben und das erarbeitete Konzept als abschließend und endgültig fertig zu betrachten, würde bedeuten, den Rückschritt schon begonnen zu haben. Im Zuge einer sich rasch verändernden Welt und der Entwicklung ständig neuer Anforderungen bedeutet ein solcher Stillstand einen Rückschritt. Nur die permanente Überprüfung, Anpassung bzw. Entwicklung kann dazu verhelfen, die Zukunft mitzugestalten. Evaluationen haben damit die gleiche Wichtigkeit wie die eigentliche Konzepterstellung.

7 Organisation und technische Verwaltung des Konzepts

Nicht nur fachliche Probleme können sich bei der Erarbeitung und Implementierung eines Pflege- und Betreuungskonzepts einstellen. Vielfach entstehen Zeit raubende Schwierigkeiten auch durch Unorganisiertheit in der Organisation des Projektablaufs und in einer nicht geeigneten Verwaltung des gesichteten und erarbeiteten Materials.

Folgende Fragen sind daher zu klären:

1. Wie umfangreich soll das Konzept werden? Wie viele Seiten sind maximal zulässig? Diese Frage ist besonders dann wichtig, wenn das Konzept später in irgendeiner Form gedruckt und veröffentlicht werden soll.
2. Welche Punkte soll das Konzept enthalten und wie werden diese in das Einrichtungskonzept eingebunden? Es macht keinen Sinn, die Energie auf Themen zu lenken, die später nicht aufgenommen werden sollen.
3. Hat die Einrichtung Ressourcen, um das Konzept allein (d. h. ohne einen externen Berater) zu entwickeln?
4. Besteht in der Einrichtung ein Qualitätsniveau (wenigstens in Teilbereichen), das eine Beschreibung im Konzept erlaubt oder muss wenigstens eine Minimalqualität erreicht werden? Würde eine sich an den gesetzlichen Mindestanforderungen orientierende Beschreibung eines Prozesses im Konzept im SOLL/IST-Vergleich mit der Praxis zu Nachteilen führen? In diesem Fall sollte die Einrichtung parallel zur Konzepterstellung direkt mit geeigneten Qualitätsstrategien in den Bereichen ansetzen, in denen nicht akzeptable Qualitätsdefizite vorliegen.

7.1 Technische Verwaltung der Konzeptentwicklung und des erarbeiteten Konzepts

Die Sammlung von Ideen für mögliche Konzeptpunkte kann im Rahmen eines Brainstorming als erster Impuls gesehen werden. Nun gilt es zu sortieren, nach »vorhanden« und »nicht vorhanden«. Sinnvoll kann es an diesem Punkt sein, den Prozess vom Ende her zu beginnen und zu analysieren, was an Konzeptbausteinen schon vorliegt.

1. Schritt: Analyse vorliegender Informationen, d. h. Sammlung des späteren Anhangs.
2. Ablage in einem Ordner oder, bei vorliegendem EDV-System, Ablage in einer Datei.

3. Anwendung von Ordnungskriterien, d.h. Sortierung nach bestimmten Oberbegriffen wie z.B.: Pflegeprozess, Management, Netzwerkstrukturen und ihre Organisation.
4. Sammlung und schriftliche Verfassung der fehlenden Konzeptpunkte, oder solcher, die vorhandenen Materialien ergänzen. Unter der Perspektive eines fertigzustellenden Puzzles werden die vorhandenen Puzzlesteine nach bestimmten Kriterien sortiert und die fehlenden gesucht.

Diese nun entstehende erste Gliederung wird den Mitarbeitern, die in der Projektgruppe zur Erstellung eines Pflegekonzepts mitwirken, ausgegeben, mit der Bitte um Korrektur und Vorschläge zur Optimierung und Ergänzung.
Darüber hinaus ist zu überdenken, ob dieser erste wichtige Zwischenschritt schon jetzt den restlichen Mitarbeitern zugänglich gemacht wird. Je mehr diese in den Gesamtprozess eingebunden werden, umso geringer ist die Gefahr der ablehnenden Haltung (die durch das Gefühl einer fehlenden oder unzureichenden Integration entstehen könnte).

7.2 Visualisierung des fertiggestellten Konzepts

Das fertige Konzept wird später in irgendeiner, vorher festgelegten Form zu visualisieren sein. Es eignen sich folgende Möglichkeiten:

- **Bei eher geringem Umfang**: Flyer oder kleine Broschüre oder geheftete Kopien.
- **Bei größerem Umfang**: mit Heißklebebindung oder Spiralbindung geheftete Kopien.
- Anlage eines Präsentationsordners nur für das Konzept.
- Ablage in einem Ordner mit anderen Materialien. In diesem Fall sollte das Konzept durch Trennstreifen oder durch einen Heftstreifen von anderen Teilen getrennt werden.
- Druck einer Konzeptbroschüre: Eignet sich vielfach erst nach den ersten beiden Überarbeitungen, da am Anfang noch häufiger und in kürzeren Zyklen Veränderungen oder Ergänzungen notwendig werden und die jeweils neue Drucklegung hier zu teuer wäre.

8 Häufige Probleme und Problemlösungsschwierigkeiten bei der Erstellung eines Pflege- und Betreuungskonzepts

Die Erstellung eines Pflege- und Betreuungskonzepts kann sich insbesondere in Einrichtungen, in denen noch wenig Übung in der Konzeptionierung und Implementierung schriftlicher Informationen und Prozessbeschreibungen besteht, zeitaufwändig und problembehaftet zeigen.

Die meisten der nachfolgend aufgezeigten Probleme entstehen einfach durch Planungsfehler, durch Defizite in der Projektumsetzung oder durch menschliche Schwächen. In der Regel lassen sich diese durch eine gründliche Vorbereitung sowie bei bereits aufgetretener Form durch geringfügige Veränderungen vermeiden oder beheben. In Tabelle 7 sollen die häufigsten Schwierigkeiten aufgezeigt und mögliche Lösungsstrategien verdeutlicht werden.

Tabelle 7: Schwierigkeiten und Lösungsstrategien.

Problemart	Ursache	Lösung
Es besteht Unklarheit, wer das Konzept erarbeiten soll.	Der Leitungsebene und der Mitarbeiterebene sind die jeweiligen Vor- und Nachteile einer Erarbeitung a) durch die Leitungsebene, b) durch Mitarbeiter aller Ebenen nicht transparent.	• In einer Besprechung, in der möglichst viele Mitarbeiter vertreten sind, im Rahmen eines Brainstorming klären, welche Form für die Einrichtung sinnvoll erscheint.
Es finden sich keine Mitarbeiter, die an der Konzeptentwicklung mitarbeiten wollen.	• Es ist den Mitarbeitern nicht klar, woher das hierfür erforderliche Zeitkontingent genommen werden soll, bei ohnehin schon engen zeitlichen Ressourcen für die Pflege. • Die Mitarbeiter haben in der Vergangenheit Erfahrungen gemacht, dass ihre Vorstellungen und Ideen keinen Wert hatten, nicht berücksichtigt wurden.	• Es müssen zeitliche Ressourcen geschaffen werden, z. B. durch Einplanung im Dienstplan, durch Anerkennung der für die Konzepterstellung entstandenen Überstunden. • Den Mitarbeitern das Gefühl geben, dass ihre eingebrachten Vorschläge wichtig sind. Anerkennung für eine Beteiligung zeigen.

Problemart	Ursache	Lösung
	• Die Mitarbeiter haben in der Vergangenheit die Erfahrung gemacht, dass eine »Pseudodemokratie« bestand, d. h. dass sie zwar Vorschläge einbringen konnten, diese jedoch dann nicht berücksichtigt wurden.	• Wenn Vorschläge eingeholt werden, diese in jedem Fall bearbeiten. Werden diese nicht verwendet, muss der Grund hierfür verständlich werden. Die Mitarbeiter müssen den Prozess der Entscheidung nachvollziehen und verstehen können.
	• Die Mitarbeiter haben in einer Einrichtung mit autoritärem Führungsstil erlebt, dass die Kritik und Druck bekamen, wenn sie Vorschläge äußerten.	• Sich einbringende Mitarbeiter loben. Die Mitarbeiter immer wieder anregen, sich einzubringen. Rückmeldungen über alle Entscheidungsprozesse geben.
	• In der Vergangenheit sind zahlreiche Projekte angelaufen, die nicht erfolgreich beendet wurden oder die nach kurzer Zeit wieder ausgesetzt wurden.	• Mit den Mitarbeiter/innen analysieren, welche Projekte dies betraf und welche Gründe erkennbar sind. Das Projekt zunächst klein und überschaubar halten, damit rasch motivierende Erfolgserlebnisse geschaffen werden können.
	• Es laufen zur Zeit zu viele Projekte, in denen die Mitarbeiter eingebunden sind.	• Den Sinn der Aufnahme eines weiteren Projekt zu diesem Zeitpunkt klären. Ggf. weniger wichtige Projekte (für die z. B. keine gesetzliche Forderung besteht) zurückstellen.
	• Die Mitarbeiter verstehen den Sinn der Entwicklung eines Pflege- und Betreuungskonzepts nicht.	• Mit den Mitarbeitern den Sinn eines Pflege- und Betreuungskonzeptes sowie die Ursachen, die zur Erarbeitung führen, klären.
Es ist unklar, wie das Konzept zu erstellen und zu implementieren ist.	• Es liegen keine eigenen Erfahrungen zu derartigen Prozessen vor.	• Entsprechende Literatur sammeln und sichten. • Kontakt aufnehmen, mit Einrichtungen, die derartige Prozesse bereits durchgeführt haben.

▶

Problemart	Ursache	Lösung
		• Auf Regionalebene Kontakt zu Einrichtungen aufnehmen, die sich ebenfalls im Prozess befinden, zum gegenseitigen Informationsaustausch. • An Fortbildungen mit entsprechenden Themen teilnehmen. • Auf externe Berater zurückgreifen, die den Prozess organisieren und steuern können.
Es besteht Unklarheit darüber, welche Bereiche im Konzept aufgenommen werden sollen.	• Den Mitarbeiter/innen ist nicht bekannt oder nicht verständlich, welche Punkte als Minimalanforderungen im Konzept enthalten sein sollen, welches sinnvolle Ergänzungsbereiche sind.	• Zur Analyse gesetzlicher Mindestanforderungen die MDK-Anleitung zur Prüfung der Qualität hinzuziehen. • Konzeptpunkte analysieren, die der Einrichtung wichtig sind für eine Darstellung. • Punkte analysieren, in denen der Prozess schon ausreichend beschrieben ist und in denen eine geeignete Qualität nachweisbar ist.
Die Mitarbeiter wissen nicht, wie und durch wen die Punkte des Gesamtkonzeptes jetzt erarbeitet und verschriftlicht werden sollen. Der Prozess stagniert.	• Die Erarbeitung der einzelnen Punkte des Pflege- und Betreuungskonzepts ist unklar. • Der einzelne Mitarbeiter weiß nicht, wie und für was er zuständig ist, weil die Festlegung des nächsten Schrittes nicht vorgenommen wurde. • Keiner möchte die Verantwortung für den nächsten Schritt übernehmen. • Es findet keine geeignete Moderation und/oder Projektlenkung statt.	• In einem Brainstormingprozess die wesentlichen Inhalte des Konzeptes gemeinsam erarbeiten, Ggf. Fremdkonzepte anderer Einrichtungen hinzuziehen. • Eine genaue Aufteilung der Zuständigkeiten im Sinne des Projektmanagements vornehmen. • Zuständigkeitsbereiche und Verantwortlichkeit klären. • Moderator benennen oder einen externen Moderator einbinden.

►

Problemart	Ursache	Lösung
Die Mitarbeiter wissen nicht, in welcher Form die Inhalte zu Papier gebracht werden und wie Untergliederungspunkte konstruiert sein sollen.	• Es liegen keine Kenntnisse und trainierten Fähigkeiten zur Erstellung von Konzepten bei den Mitarbeitern vor. • Es sind noch keine genauen Absprachen zur Form sowie zu Untergliederungen des Konzepts vorgenommen worden.	• Es wird ein vorbereitetes Papier zur Form und zu den zu verwendenden Untergliederungen ausgehändigt oder mit den Mitarbeiter/innen besprochen. • Anhand eines Punktes wird der Prozess der Erarbeitung exemplarisch geübt. Die Mitarbeiter/innen legen beim ersten Treffen keine angefertigten Konzeptteile vor. Es sind im Prozess Probleme aufgetreten, die die Mitarbeiter nicht der Projektleitung gemeldet haben.
Die Mitarbeiter/innen legen beim ersten Treffen keine angefertigten Konzeptteile vor.	• Es sind im Prozess Probleme aufgetreten, die die Mitarbeiter nicht der Projektleitung gemeldet haben. • Die Mitarbeiter hatten kein geeignetes Zeitmanagement und haben alle anderen Aufgaben vorrangig behandelt. • Den Mitarbeitern ist die Bedeutung der Konzepterarbeitung nicht klar. • Vorgesetzte haben die Energie der Mitarbeiter anders kanalisiert. • Logisches, strukturiertes Denken war nicht in ausreichendem Maße vorhanden – die eigenständige Erarbeitung zum jeweiligen Zeitpunkt überfordernd.	• Evaluierendes Nachfragen durch den Moderator in kurzen Abständen bei den Mitarbeitern. • Zum Beginn des Prozesses die Erarbeitung einer Zeitschiene aufzeigen und deren jeweilige Erstellung anregen. • Die Wichtigkeit und Bedeutung des Konzeptes immer wieder neu diskutieren. • Vorgesetzte intensiv in den Prozess der Konzepterarbeitung einbeziehen, Schritte mit diesen abklären. • Raster zur Erarbeitung der verschiedenen Konzeptteile anbieten. Zwischenevaluationen anbieten (wenigstens in den ersten Phasen).

►

Problemart	Ursache	Lösung
Das Konzept wird zu umfangreich.	• Im Prozess der Konzeptentwicklung wird plötzlich alles wichtig.	• Prioritäten setzen, Wichtiges zuerst bearbeiten, eher Unwichtigeres auf später verschieben. • Sich für ein umfangreiches Konzept entscheiden – dabei überlegen, welche Teile in einen Anhang kommen oder separat abgeheftet werden können.
Die Konzeptentwicklung stagniert.	• Die Mitarbeiter sind demotiviert, weil: • sie keinen schnellen Erfolg sehen, • der Prozess sich schwieriger und langfristiger gestaltet als angenommen, • zahlreiche Korrekturen schon am Anfang vorgenommen werden, • es Streit in der Konzeptgruppe über verschiedene Fragen gibt, • die Alltagsproblematik die Gruppe überrollt.	• Schon bei Erreichung kleiner Ziele Anerkennung zeigen und visualisieren. • schon bei Beginn der Konzepterarbeitung vorhersehbare Probleme des Prozess deutlich aufzeigen, keine falschen Erwartungen wecken, • am Anfang eher zurückhaltend und vorsichtig kritisieren, • eine teamorientierte Moderation vornehmen, • Organisationsentwicklung des Alltags anstreben, Hilfen zur Organisation geben.
Die nicht in der Konzeptgruppe mitarbeitenden MitarbeiterInnen finden die Arbeit der Gruppe zu zeitintensiv und lehnen das Konzept ab.	• Mitarbeiter sind nicht ausreichend informiert und nicht intensiv genug in den Gesamtprozess eingebunden. • Die Treffen der Konzeptgruppe findet in der arbeitsintensivsten Phase des Tagesablaufs statt.	• MitarbeiterInnen immer wieder informieren und diese beteiligen. • Zeit für die Konzepterarbeitung so planen, dass der Ablauf der Pflege nicht zu gravierend gestört wird.

►

Problemart	Ursache	Lösung
Das Konzept stimmt nicht in ausreichendem Maße mit den tatsächlichen Prozessabläufen überein.	• Im Konzept sind zu hoch gesetzte Ziele aufgezeigt, die Prozesse können in der aufgezeigten Form in der Praxis nicht dauerhaft durchgeführt werden.	• Die gesetzlichen Mindestvoraussetzungen einhalten, Ziele im Konzept nicht zu hoch ansetzen, Prozesse in der Praxis optimieren, Konzeptaussagen immer wieder mit der Praxis vergleichen, ggf. eine Praxisbegleitung einleiten.
Das Konzept bleibt ein totes Instrument und wird nicht genutzt.	• Es wurde nicht implementiert. • Es wurde als Instrument zur Organisationsentwicklung, Personalentwicklung nicht eingesetzt. • Die Leitungsebene unterstützt das Konzept nicht.	• Work-Shops zur Implementierung und zur Information/ Partizipation der nicht an der Konzepterstellung beteiligten Mitarbeiter einrichten. • Konzept bei Einstellungsgesprächen, Teamgesprächen in den Bereichen, Fortbildungen, Karrieregesprächen usw. nutzen. • Mit der Leitungsebene die Sinnhaftigkeit und Eignung des Konzeptes klären.
Das Konzept zeigt überalterte Informationen. Es entspricht nicht mehr den modernen Anpassungen und den aktuellen gesetzlichen Anforderungen.	• Das Konzept wurde nicht genutzt. • Das Konzept wurde nicht evaluiert. • Das Konzept wurde nicht überarbeitet.	• Das Konzept zum alltäglichen Arbeitsinstrument machen. • Regelmäßige Evaluationen aller Konzeptanteile durchführen. • Die Evaluationsergebnisse regelmäßig in den Prozess der Überarbeitung einfließen lassen.

Literatur

Ambrosy, H.; Löser, A.: Entscheidungen am Lebensende. Schlütersche Verlagsgesellschaft, Hannover 2006.

Bethke, F.S.: Kompendium. Controlling, Evaluation und Reporting von Weiterbildung und Personalentwicklung. Medien-Institut Bremen, 2003.

Blonski, H. (Hrsg.): Qualitätsmanagement in der Altenpflege. Hagen 1998, Nachdruck 1. Auflage 2001.

Broome, A.: Change-Management in der Pflege: Veränderungen planen – gestalten – bewerten. Ullstein Mosby Berlin/Wiesbaden 1997.

Bruhn, M.: Qualitätsmanagement für Dienstleitungen. Berlin 1996.

Büse, F.: Grundlagen des Managements. In: Heim aktuell. Hannover 1995.

Daneke, S.: Angehörigenarbeit. Verlag Urban & Fischer, Berlin, Hannover 2000

DFA (Diakonisches Werk Hamburg): Anleitung zur Entwicklung eines Pflegekonzepts am Beispiel des konzeptuellen Systems fördernder Prozesspflege von Monika Krohwinkel. Hamburg 2001.

Doppler, K.; Lauterburg, Chr.: Change Management: den Unternehmenswandel gestalten. Campus Verlag GmbH Frankfurt/M.

Etzel, B. S.: Pflegekonzept. Entwicklung und Umsetzung in die Praxis. Hüthig Heidelberg 1999.

Fawett, J.: Pflegemodelle im Überblick. Huber Verlag, Berlin, Göttingen, Toronto, Seattle 1996.

Görres, St.: Gesundheits- und Qualitätszirkel – ein partizipativer Ansatz in der Alten- und Krankenpflege (1.Teil). In: Pflege. Wissenschaftliche Zeitschrift für Pflegeberufe. Huber Verlag, Bern. Jg. 5, H. 2, S. 126–132.

Heering, Chr.; Heering, K.; Müller, B.; Bode, K.: Pflegevisite und Partizipation. Ullstein Mosby GmbH & Co Berlin/Wiesbaden 1997.

Hellige, B.; Haller, G.: Leitfaden zur Neuordnung des Pflegedienstes. Schriftenreihe des Bundesministeriums für Gesundheit. Bd. 31. Baden-Baden 1994.

Käppeli, S. (Hrsg.): Pflegekonzepte, Gesundheits-, entwicklungs- und krankheitsbezogene Erfahrungen. Huber Verlag, Bern/Göttingen 1993.

King, C.R.; Hinds, P. S. (Hrsg.): Lebensqualität, Pflege und Patientenperspektiven. Huber Verlag, Bern, Göttingen 1998.

Kirchner, H.; Kirchner W.: Selbstmanagement. In: Kerres, A. (Hrsg.): Lehrbuch Pflegemanagement. Heidelberg 1995.

Kirchner, H.; Kirchner, W.: Change. Management im Krankenhaus, Strategische Neuorientierung für Non-Profit-Unternehmen. Stuttgart 2000.

Krekel, E. (Hrsg.). 1999. Bildungscontrolling – ein Konzept zur Optimierung der betrieblichen Weiterbildung. Bundesinstitut für Berufsbildung, Berlin 1999.

Krohwinkel, M.: Der Pflegeprozess am Beispiel von Apoplexiekranken: Eine Studie zur Erfassung und Entwicklung ganzheitlich-rehabilitativer Prozesspflege. Agnes-Karll-Institut für Pflegeforschung. DBfK; Nomos Verlagsgesellschaft MbH & Co., Baden-Baden 1993.

Krohwinkel, M.: Fördernde Prozesspflege – Konzepte, Verfahren und Erkenntnisse. In: Osterbrink, J. (Hrsg.): Erster internationaler Pflegetheorienkongreß, Nürnberg, Bern, Göttingen. Toronto, Seattle 1998, 134–154.

Krohwinkel, M.: Nicht ohne pflegerische Bezugsperson. Teil 1. In: Die Schwester/Der Pfleger. Bibliomed Melsungen. 10/2006, 804–808.

Krohwinkel, M.: Nicht ohne pflegerische Bezugsperson. Teil 2. In: Die Schwester/Der Pfleger. Bibliomed Melsungen. 11/2006, S. 908–912

Kämmer, K.; Entzian, H.: Mit Pflegemodellen die Systematik der Pflege verbessern. Theoriegeleitetes Arbeiten in der Pflege alter Menschen. In Forum Sozialstation, 83, Dezember 1996, 42–47.

Kämmer, K.: Pflegemanagement in Altenpflegeeinrichtungen. Schlütersche Verlagsgesellschaft, Hannover 2008.

König, J.: Der MDK – Mit dem Gutachter eine Sprache sprechen. Schlütersche Verlagsgesellschaft, Hannover 2007.

Leptihn, T.: Pflegekonzepte in der Gerontopsychiatrie, Entwicklung und praktische Umsetzung in der Altenpflege. Hannover 2001.

Löser, A.: Die Pflegevisite ist Teil eines modernen Qualitätsmanagements. In: Pflegen Ambulant 6/98, S. 32–35.

Löser, A.: Pflegeberichte endlich professionell schreiben. Schlütersche Verlagsgesellschaft, Hannover 2004.

Löser, A. Evaluation – Auswertung des Pflegeprozesses. Bewertungsverfahren zur prozesshaften Gestaltung der Pflege. Schlütersche Verlagsgesellschaft Hannover 2006.

Lummer, C.: Praxisanleitung und Einarbeitung in der Altenpflege, Hannover 2001.

MDK: Grundlagen der MDK-Qualitätsprüfungen in der stationären Pflege. Essen 2005

Oehmen, S.: Pflege ist ein fördernder Prozess. Das konzeptuelle Modell fördernder Prozesspflege von Monika Krohwinkel. In: Pflegen Ambulant, 10. Jg. 5, 1999.

Oehmen, S.: Pflege ist ein fördernder Prozess. Teil 2: Aspekte zur Umsetzung des Modells fördernder Prozesspflege nach Monika Krohwinkel. In Pflegen ambulant. 11. Jg. 1, 2000.

Quittmann, H.: Humanistische Psychologie. Göttingen, Berlin, Toronto, Seattle 1996.

Roper, N.; Logan, W., W.; Tierney, A.J.: Die Elemente der Krankenpflege. 2. Auflage. Basel 1989.

Sander, K.; Schneider, K.: Pflegemodelle, Pflegetheorien, Pflegekonzepte. Grundlagen der Pflege für die Aus-, Fort- und Weiterbildung. Prodos-Verlag 2001. Heft 7.

Seeberger, B. (Hrsg.) u. a. Lehrbuch Pflegemanangement. Berlin, Heidelberg, London 1999.

Sowinski, C. et al: Theoriegeleitetes Arbeiten in Ausbildung und Praxis. Ein Baustein zur Qualitätssicherung in der Altenpflege. Köln: Kuratrium Deutsche Altershilfe 1995, 2. Auflage..Forum 24.

Sowinski, C.: Pflegeeinrichtungen müssen Pflegekonzepte vorweisen. Notwendige Orientierung für Kunden und Beschäftigte. In: Pro Alter 2/97, Kuratorium Deutsche Altershilfe (KDA), Köln 1997.

Sowinksi, C.: Qualitätsentwicklung mit Hilfe des Einrichtungs-/Pflegekonzeptes. In: Blonski, H. (Hrsg.): Qualitätsmanagement in der Altenpflege. Hagen 2001, S. 121–131.

Walker, L.; Olczewski, A.; Kay, C.: Theoriebildung in der Pflege. Wiesbaden, 1998.

Vita Angela Löser

Angela Löser, Jahrgang 1961, machte 1982 ihr Krankenpflegexamen. Nach einer leitenden Tätigkeit auf einer onkologischen Station nahm sie von 1986 bis 1987 an der Fachweiterbildung zur Lehrerin für Pflegeberufe und Pflegedienstleitung teil und unterrichtete zwei Jahre an der Krankenpflegeschule des Klinikum Krefeld.

Nach vier Jahren, in denen sie sich der Erziehung ihrer Kinder widmete, wurde Angela Löser 1994 Beauftragte der Innerbetrieblichen Fortbildung eines Mühlheimer Krankenhauses, dem auch zwei Alteneinrichtungen und sechs Sozialstationen angeschlossen waren.

Es folgte ein Studium der Diplom-Pädagogik mit den Schwerpunkten Erwachsenenbildung, Bildungsberatung, Qualitäts- und Qualifikationsentwicklung. Im Nebenfach erfolgte das Studium der Soziologie und Psychologie.
2001 schloss Frau Löser die Fachweiterbildung Fachkrankenschwester/Fachkrankenpfleger für die Pflege in der Onkologie ab.

Von Angela Löser liegen mehrere Fachbücher zu pflegerischen Themen sowie ca. 40 Fachzeitschriftartikel vor.
Seit 2000 ist sie an verschiedenen Einrichtungen der Aus-, Fort- und Weiterbildung tätig und bietet Inhouse-Seminare, Prozessbegleitungen und Projekte an.

Register